Heßler-Kaufmann ▪ Fiedler

Transdiagnostische Interventionen in der Psychotherapie

Johannes Heßler-Kaufmann ▪ Peter Fiedler

Transdiagnostische Interventionen in der Psychotherapie

Schattauer

Dr. Johannes Heßler-Kaufmann
Bachemer Straße 150
50931 Köln
johannes.b.hessler@gmail.com
psychotherapie-jbhessler.com

Prof. Dr. Peter Fiedler
Bergstraße 84
69121 Heidelberg
peter.fiedler@psychologie.uni-heidelberg.de

Bibliografische Information der Deutschen Nationalbibliothek
Die Deutsche Nationalbibliothek verzeichnet diese Publikation in der Deutschen Nationalbibliografie; detaillierte bibliografische Daten sind im Internet über http://dnb.d-nb.de abrufbar.

Besonderer Hinweis
Die Medizin unterliegt einem fortwährenden Entwicklungsprozess, sodass alle Angaben, insbesondere zu diagnostischen und therapeutischen Verfahren, immer nur dem Wissensstand zum Zeitpunkt der Drucklegung des Buches entsprechen können. Hinsichtlich der angegebenen Empfehlungen zur Therapie und der Auswahl sowie Dosierung von Medikamenten wurde die größtmögliche Sorgfalt beachtet. Gleichwohl werden die Benutzer aufgefordert, die Beipackzettel und Fachinformationen der Hersteller zur Kontrolle heranzuziehen und im Zweifelsfall einen Spezialisten zu konsultieren. Fragliche Unstimmigkeiten sollten bitte im allgemeinen Interesse dem Verlag mitgeteilt werden. Der Benutzer selbst bleibt verantwortlich für jede diagnostische oder therapeutische Applikation, Medikation und Dosierung.
In diesem Buch sind eingetragene Warenzeichen (geschützte Warennamen) nicht besonders kenntlich gemacht. Es kann also aus dem Fehlen eines entsprechenden Hinweises nicht geschlossen werden, dass es sich um einen freien Warennamen handelt.

Schattauer
www.schattauer.de

Printed in Germany
Cover: Jutta Herden, Stuttgart
unter Verwendung eines Fotos von © unsplash/rawpixel
Gesetzt von Eberl & Koesel Studio, Kempten
Gedruckt und gebunden von Esser printSolutions GmbH, Bretten
ISBN 978-3-608-40007-6

1. Nachdruck, 2023

Lektorat: Dipl.-Psych. Mihrican Özdem, Landau
Projektmanagement: Dr. Nadja Urbani, Stuttgart

Auch als E-Book erhältlich

Inhalt

1 Einleitung

1.1 Ist dieses Buch etwas für mich?

Psychische Störungen treten wahrscheinlich häufiger bei Frauen als bei Männern auf (Jacobi et al. 2004), mehr Frauen als Männer nehmen psychotherapeutische Hilfe in Anspruch, und es gibt eindeutig mehr Frauen als Männer, die diese Hilfe anbieten. Angesichts dieser Situation hätte es sich für uns unpassend angefühlt, ausschließlich von männlichen »Therapeuten« und »Patienten« zu sprechen, wie es in der deutschen Sprache üblich ist. Stattdessen möchten wir durch den gezielten Einsatz des grammatikalischen Geschlechts in diesem Buch einerseits die große Gruppe an Therapeutinnen und Patientinnen ansprechen, andererseits aber auch Therapeuten in ihrer Berufswahl und Patienten in ihrer Entscheidung für eine Therapie bestärken. Alle Menschen, die sich nicht in diesen Kategorien wiederfinden, sollen keineswegs ausgeschlossen werden, wir denken sie mit und verwenden die Geschlechter »Mann« und »Frau« als zwei Pole, zwischen denen jede*r sich den eigenen Platz suchen kann. So findet im einleitenden Teil dieses Buches ausschließlich das weibliche grammatikalische Geschlecht Verwendung, um der großen Gruppe an Frauen, die den Beruf tragen und voranbringen, gerecht zu werden. Bei den Interventionen wechseln sich Männer und Frauen in ihren Rollen ab.

Geordnet nach neun Bereichen werden in diesem Buch auf wenig Raum viele Interventionen so beschrieben, dass sie schnell und sicher durchführbar sind. Die Interventionen wurden gewählt, weil sie transdiagnostisch wirksam sind – stimmen Indikation und Durchführung, dürfte sich bei den meisten Patientinnen ungeachtet ihrer Diagnose etwas bewegen. Das Buch richtet sich somit an alle, die genau das suchen.

In erster Linie sind das Psychotherapeutinnen in Ausbildung, die unbedarft ans Werk gehen und viel probieren wollen. Ebenso bekommen fertige oder in Ausbildung befindliche Psychiaterinnen, die zwar psychotherapeutisch arbeiten sollen, dafür aber ein etwas dünnes Curriculum haben, schnelle und hilfreiche Anregungen. Gruppentherapeutinnen haben mit dem Griff zu diesem Buch Methoden an der Hand, um vor der Gruppe Einzelarbeit durchzuführen. Da sich die Interventionen auf Prozesse beziehen, die bei Patientinnen wie Klientinnen wirken, erweitern Coaches und Trainerinnen ihr Repertoire um Interventionen aus der modernen Psychotherapie. In Beratungsstellen ist das Buch ein nützlicher Werkzeugkoffer, wenn nur wenige Sitzungen zur Verfügung stehen. Es mag auch erfahrene Psychotherapeutinnen geben, die sich nach neuem Input umsehen und in diesem Buch fündig werden.

Das Buch soll Sie ermutigen, neue Dinge auszuprobieren und spontan zu sein in der Therapie. Vor allem geht es aber darum, Begegnung und Bewegung mit Ihren Patientinnen und Klientinnen zu erzeugen. Und das ist ja das Ziel überall dort, wo therapiert, beraten und gecoacht wird.

Schließlich sucht das Buch nicht allein aufseiten der Patientinnen das Gemeinsame, es soll auch zwischen den therapeutischen Schulen Brücken schlagen und helfen, die antiquierten Mauern zwischen den Verfahren zum Bröckeln zu bringen.

1.2 Wie verwende ich dieses Buch?

Die ersten Kapitel dieses Buches zeichnen den Hintergrund, vor dem die Interventionen durchgeführt werden. Der transdiagnostische Ansatz zur Beschreibung und Therapie von psychischen Störungen bildet den theoretischen Ankerpunkt. Die moderne therapeutische Haltung, die nichts mehr mit der weißen Wand der

Verhaltenstherapeutin oder der Abstinenz der Psychoanalytikerin zu tun hat, ist der persönliche Ankerpunkt. Die Abschnitte über die psychotherapeutische Beziehung und Indikationen für Psychotherapie leiten den Hauptteil des Buches ein: die transdiagnostischen Interventionen der Psychotherapie.

Die Interventionen sind folgenden Bereichen zugeordnet:

- Motivation und Therapiegefährdung
- Biografie
- Emotion
- Kognition
- Verhalten
- Imagination
- Körper
- Zwischenmenschliche Beziehungen
- Ressourcen

In jedem Bereich werden vier Interventionen für bestimmte Indikationen vorgestellt und ihre Durchführung beschrieben. Mit Indikationen sind nicht Diagnosen, sondern psychische oder körperliche Prozesse, zwischenmenschliche Problembereiche, Potentiale für die persönliche Entwicklung oder Fragen an das eigene Leben gemeint. Die Indikationen wurden ausgewählt, weil sie empirisch als transdiagnostisch bestätigt wurden, in verschiedenen störungsspezifischen Manualen genannt werden, für jeden Menschen relevant sind oder sich in unserer klinischen Arbeit als wiederkehrende Themen erwiesen haben.

Natürlich ist dies nicht die erste Sammlung psychotherapeutischer Interventionen. Das *Verhaltenstherapiemanual* (Linden & Hautzinger 2015) und die *Psychotherapeutischen Schätze* (Fliegel & Kämmerer 2014; 2015) sind hervorragende Werke sowie Inspiration und Quellen für das vorliegende Buch. Anders sind bei den *Transdiagnostischen Interventionen der Psychotherapie* der theoretische Rahmen und vor allem der direkte Zugriff auf die Interventionen.

Möchten Sie mit einer Patientin kognitiv arbeiten, reicht ein Blick im Inhaltsverzeichnis unter dem Stichwort *Kognition* auf die verschiedenen Indikationen, um die passende Intervention zu finden. Querverweise führen Sie zu den Interventionen, die vorbereitend, begleitend oder nachbereitend durchgeführt werden können. Wir haben unser Bestes getan, um die Interventionen so zu wählen, dass mit hoher Wahrscheinlichkeit etwas für Ihre Patientin dabei ist. Dieser unmittelbare Zugang sowie die übersichtliche Beschreibung der Interventionen erlauben es, das Buch tatsächlich in der Therapiestunde zur Hand zu nehmen und, dem Grundsatz der Transparenz folgend, die Übung sogar mit der Patientin zusammen auszuwählen.

Uns ist wichtig anzumerken, dass dieses Buch kein transdiagnostisches Therapiemanual darstellt und auch keine störungsspezifischen Programme ersetzen soll. Es ist als wertvolle Ergänzung gedacht, als Erweiterung der Manuale, um flexibel reagieren zu können. Vielleicht schickt es manche Patientinnen und Therapeutinnen auch auf neue Wege, die zu neuen Türen führen. Im besten Fall wird es seinem Anspruch der transdiagnostischen Wirksamkeit im doppelten Sinne gerecht, indem es in der Behandlung von verschiedenen Patientinnen mit einzelnen Diagnosen sowie einzelnen Patientinnen mit verschiedenen Diagnosen hilft.

2 Hintergrund

2.1 Komorbidität und transdiagnostische psychopathogene Prozesse

Angststörungen, unipolare Depression und Alkoholstörungen sind die am häufigsten vergebenen psychiatrischen Diagnosen (Wittchen & Jacobi 2012). Zusammen mit den somatoformen und den Essstörungen sind sie in bis zu 60 % der Fälle mit anderen psychischen Störungen verschwistert (Bastine 2012). Demgemäß stellt sich etwa die Hälfte aller Patientinnen mit mehr als einer diagnostizierbaren und behandlungswürdigen psychischen Störung vor; im Schnitt entfallen auf jede Patientin zwei Diagnosen (denn eine große Gruppe erfüllt die Kriterien von bis zu sechs Diagnosen) (Bastine 2012). Diese Ergebnisse deuten einerseits darauf hin, dass psychische Störungen sich gegenseitig bedingen und verstärken können sowie dass Betroffene ein höheres Risiko haben, eine weitere Störung zu entwickeln. Andererseits lassen sie auch eine andere Interpretation zu. Die Tatsache, dass Komorbidität bei psychischen Störungen eher die Regel als die Ausnahme zu sein scheint, könnte zu einem guten Teil auch die Folge des *diagnosefokussierten* Ansatzes von DSM (American Psychiatric Association 2013) und ICD (World Health Organization 1992) sein.

Die Nosologie von DSM und ICD geht davon aus, dass psychische Störungen klar getrennte Entitäten sind. Diese Vorstellung ist zutreffend, solange sich die Störungsbilder eindeutig darstellen. Zum Beispiel lässt sich eine Patientin mit ausschließlich depressiver Symptomatik phänotypisch meist gut von einer Patientin mit isolierter Angstsymptomatik unterscheiden. Welche Diagnose jeweils am besten zutrifft, ist jedoch schon die erste knifflige Frage. Sobald die jeweiligen Symptome bei ein und derselben Person vorliegen, wird es noch komplizierter. Die Diagnostikerin, die nach ICD-10 arbeitet, hat nun folgende Optionen: einzelne affektive (F32) und neurotische (F40, F41) Diagnosen einschließlich der Anpassungsstörung (F43.2) kombiniert; ängstlich-vermeidende Persönlichkeitsstörung (F60.6) mit komorbider Depression (F32) oder Anpassungsstörung (F43.2); Dysthymia (F34.1) mit komorbider Angststörung (F40, F41) oder Anpassungsstörung (F43.2); kombinierte Persönlichkeitsstörung (F61); Angst und depressive Störung, gemischt (F41.2). Es ist kaum vorstellbar, dass sich für alle Patientinnen die richtigen Diagnosen finden lassen.

Trotz der diagnostischen Unschärfe haben DSM und ICD unbestreitbare Vorteile. Sie erlauben eine einigermaßen reibungslose Kommunikation über Länder- und Berufsgrenzen hinweg, vereinfachen Fallklassifikation und Abrechnung und machen klinische Studien interpretierbar und replizierbar. Für manche Patientinnen bedeutet eine Diagnose Erleichterung, suggeriert sie doch, man wisse, was das Problem und wie dies zu behandeln sei. Was passiert jedoch, wenn mehrere Störungen diagnostiziert werden? Möglicherweise hat die Betroffene das Gefühl, ein besonders kranker und hoffnungsloser Fall zu sein. Für Therapeutinnen wirft solch eine Situation ebenfalls Fragen auf, praktische wie persönliche. Welche Störung sollte ich zuerst behandeln? Und kann ich diesem Menschen überhaupt helfen angesichts des Ausmaßes der Psychopathologie?

Vor dem Hintergrund der hohen Komorbiditätsraten und der manchmal unklaren therapeutischen Implikationen von Diagnosen hat sich eine alternative Form der Nosologie psychischer Störungen entwickelt, die möglicherweise näher am klinischen Alltag liegt. Statt sich auf die Differentialdiagnostik der nur scheinbar getrennten klinischen Entitäten zu konzentrieren, versucht dieser Ansatz psychopathogene Prozesse zu identifizieren, die über verschiedene Störungsbilder hinweg (d. h. transdiagnostisch) auftreten (Harvey et al. 2004). Die von Harvey und Kollegen (2004) in der ersten umfassenden Publikation zum transdiagnostischen Ansatz vorgeschlagenen Ebenen, auf denen diese Prozesse ablaufen, sind *Aufmerksamkeit* (z.B. selektive Aufmerksamkeit), *Gedächtnis* (z.B. selektives Erinnern), *Schlussfolgerungen* (z.B. Heuristiken), *Gedanken* (z.B. Grübeln) und *Verhalten* (z.B. Vermeidung).

Das US-amerikanische National Institute of Mental Health (NIMH) entwickelt derzeit mit den Research Domain Criteria (RDoC) einen theoretischen Rahmen, innerhalb dessen menschliches Verhalten – und somit auch psychische Störungen – mittels dimensionaler Konstrukte und zugehöriger neurobiologischer Substrate beschrieben werden soll (Cuthbert & Insel 2013). Die RDoCs beinhalten *negative valence systems* für Reaktionen auf aversive Stimuli, *positive valence systems* für Reaktionen auf appetitive Stimuli, *cognitive systems* einschließlich Aufmerksamkeit, Gedächtnis und Sprache, *systems for social processes* einschließlich Bindung, Kommunikation und Selbstwahrnehmung und *arousal/regulatory systems* einschließlich Erregung, zirkadianem Rhythmus und Schlaf.

Die transdiagnostischen Prozesse können ebenso den üblichen, in einer Verhaltensanalyse betrachteten Dimensionen zugeordnet werden. So finden sich über verschiedene Diagnosen hinweg ähnliche Störungen von Emotion (z.B. Emotionsvermeidung; Dysregulation; Unfähigkeit, Emotionen zu erkennen), Kognition (z.B. Grübeln, selektive Aufmerksamkeit, Glaubenssätze), Verhalten (z.B. Sicherheitsverhalten, Flucht, Vermeidung) und körperlichen Empfindungen (z.B. Anspannung, Erschöpfung, Erregung). Ihre Auswirkungen schlagen sich in Leidensdruck, zwischenmenschlichen Problemen und Schwierigkeiten bei der Alltagsbewältigung nieder. Tabelle 1 zeigt eine beispielhafte Auswahl an transdiagnostisch gestörten emotionalen Prozessen.

Da unterschiedliche Lebensphasen und -situationen uns mit unterschiedlichen Problemen konfrontieren, können gleiche Prozesse

Tab. 1 Beispiele transdiagnostisch gestörter emotionaler Prozesse und relevanter Diagnosegruppen (ICD-10)

Gestörte emotionale Prozesse	Relevante Diagnosegruppen
Vermeidung unangenehmer Emotionen	Angststörungen (F40–F41), Zwangsstörungen (F42), Depression (F32), somatoforme Störungen (F45), Essstörungen (F50), Substanzsüchte (F10–F19), Belastungs- und Anpassungsstörungen (F43), dissoziative Störungen (F44), manche Persönlichkeitsstörungen (F60) insb. emotional instabile Persönlichkeitsstörung (F60.3), Störungen der Impulskontrolle (F63)
Übermäßige Emotionsregulation	Depression (F32), Zwangsstörungen (F42), Anorexia nervosa (F50.0), somatoforme Störungen (F45), dissoziative Störungen (F44)
Mangelnde Emotionsregulation	Bulimia nervosa (F50.2), Binge Eating Störung (F50.4), Substanzsüchte (F10–F19), Belastungs- und Anpassungsstörungen (F43), emotional instabile Persönlichkeitsstörung (F60.3), Störungen der Impulskontrolle (F63)
Unfähigkeit, Ambivalenz zu tolerieren	Angststörungen (F40–F41), Zwangsstörungen (F42), zwanghafte Persönlichkeitsstörung (F60.5)

zu phänotypisch sehr ungleichen Störungsbildern führen (Mansell et al. 2008). Ebenso müssen nicht alle Prozesse bei allen Störungen betroffen sein, eher liegen phänotypisch ähnliche Diagnosen auch ähnlichen Prozessen zugrunde.

Der transdiagnostische Ansatz soll nicht den diagnosefokussierten Ansatz von DSM und ICD ablösen. Während ersterer weniger für Fallklassifikation und Abrechnung geeignet ist (obwohl auch dies möglich wäre), gibt er Behandlerinnen eine Systematik an die Hand, die Problembereiche bei Patienteninnen präzise beschreibt und unmittelbare Implikationen für die Therapie liefert. Stellt sich Ihnen eine Patientin mit sowohl depressiver als auch ängstlicher Symptomatik vor, vermeidet sie mit hoher Wahrscheinlichkeit unangenehme Gefühle, hat eine Tendenz, innere und äußere Stimuli in einer katastrophisierenden und negativen Weise zu interpretieren, zeigt ein Muster dysfunktionaler Verhaltensweisen in Reaktion auf unangenehme Emotionen und hat Schwierigkeiten, Emotionen wahrzunehmen und zu benennen (Barlow et al. 2011). Anstatt erst die Angststörung und dann die Depression (oder andersherum) mit störungsspezifischen Manualen zu behandeln, erlaubt der transdiagnostische Ansatz eine effiziente und symptomorientierte Fallkonzeption und Behandlung: die transdiagnostische Psychotherapie.

2.2 Transdiagnostische Psychotherapie

2.2.1 Explizit transdiagnostische Therapieansätze

Die störungsspezifische Psychotherapie ist die logische Konsequenz des diagnosefokussierten Ansatzes von DSM und ICD. Die Patientin stellt sich mit einer bestimmten Diagnose vor und bekommt die passende manualbasierte Therapie, die sich im Idealfall in mehreren streng kontrollierten und randomisierten Studien als die wirksamste erwiesen hat. Für die meisten Diagnosen wurden entsprechende Manuale entwickelt und gemessen an wissenschaftlichen Kriterien stellen sie die beste evidenzbasierte Behandlung dar. Ein häufig geäußerter Kritikpunkt ist jedoch die zweifelhafte Übertragbarkeit der Ergebnisse von Studien mit Patientinnen, bei deren Rekrutierung psychische Komorbidität häufig ein Ausschlusskriterium ist. Diese Methode erhöht die geschätzte Effektivität der Behandlung und lässt die Anwenderin im Dunkeln darüber, wie und in welchem Ausmaß ihre individuelle Patientin von dem Programm profitieren kann. Zudem ist man sich in der psychotherapeutischen Community gar nicht einig darüber, ob manualbasierte Psychotherapie in allen Fällen wirklich die letzte Antwort ist. Vielmehr läuft seit vielen Jahre eine Diskussion darüber, was an der Psychotherapie denn nun eigentlich hilft (Wampold 2015). Sind es Faktoren, die allen Psychotherapieverfahren inhärent sind, allen voran die therapeutische Beziehung? Oder doch die störungsspezifischen Interventionen?

Wie oben beschrieben, wird bei den meisten Patientinnen mehr als eine Störung diagnostiziert. Was tun? Streng ausgelegt würden störungsspezifische Programme eine Priorisierung der Diagnosen und eine entsprechend sukzessive Behandlung empfehlen. Dieses Vorgehen ist nicht besonders effizient und suggeriert eine klare Trennung zwischen den Störungen, als würde die Patientin sich nicht mit Angst und Depression, sondern mit einem gebrochenen Bein und einem Hautausschlag vorstellen. Selbstverständlich funktionieren psychische Störungen so nicht. Die transdiagnostische Psychotherapie bietet eine Möglichkeit, störungsspezifische Therapien effektiv zu ergänzen oder zu ersetzen. Die Behandlung von Menschen mit bestimmten psychischen Diagnosen muss immer störungsspezifische Elemente enthalten. So muss z. B. in der Psychotherapie der Anorexia nervosa immer an übertriebenen Schlankheitsidealen und der verzerrten Körperwahrnehmung gearbeitet werden (Fairburn 2012). Besteht neben der Essstörung noch eine komorbide Depression, dürften sich transdiagnostische Interventionen, die die Toleranz von unangenehmen Gefühlen fördern, positiv auf beide Störungsbilder auswirken.

Explizit transdiagnostische Ansätze haben spätestens mit der dritten Welle der Verhaltenstherapie ihren Einzug in die Praxis gefunden. Allen voran definiert sich die Akzeptanz- und Committmenttherapie (ACT) als transdiagnostisch (Hayes et al. 2012). Psychisches Leiden resultiert nach der ACT aus und wird erhalten durch

- Erlebnisvermeidung (Vermeidung unangenehmer Zustände und Situationen),
- kognitive Fusion (Annahme von Produkten mentaler Simulation als Wahrheit),
- Anhaften an einem konstruierten Selbstbild,
- Untätigkeit und Impulsivität,
- fehlende Klarheit über eigene Werte sowie
- Dominanz von mentaler Simulation zu Vergangenheit und Zukunft (Wiedererleben von vergangenem Leid und Vorwegnahme zukünftigen Leids).

Gemeinsam führen diese sechs Prozesse laut der ACT dazu, dass Menschen der Welt mit kognitiver Rigidität begegnen. Ziel der Behandlung ist, kurz gesagt, das Erlernen von kognitiver Flexibilität durch die Akzeptanz von Leid als unvermeidbarem Teil menschlicher Existenz bei gleichzeitiger Verpflichtung zu einem werteorientierten Leben. Die mindestens ebenso gute Wirksamkeit der ACT im Vergleich zu anderen Therapieansätzen wurde für verschiedene Diagnosen bestätigt (Öst 2014).

Wie die ACT ist die Schematherapie ein transdiagnostischer Therapieansatz aus der dritten Welle der Verhaltenstherapie (Young et al. 2005). Ursprünglich entwickelt zur Behandlung von Persönlichkeitsstörungen, kombiniert die Schematherapie die psychodynamische Lehre von Konflikt und Abwehr mit verhaltenstherapeutischen Interventionen. Durch die Interaktion zwischen dem Temperament des Kindes und den Einflüssen des sozialen Umfelds (meist der Familie) entwickeln Kinder Schemata (Muster aus Gedanken, Gefühlen, Körperempfindungen und Handlungsimpulsen) zu Beziehungen zu anderen Menschen, den eigenen Bedürfnissen und Gefühlen sowie Regeln und Normen. Diese Schemata brennen sich ein und wirken im Erwachsenenleben in bestimmten Triggersituationen wie eine Brille, durch die wir auf die Welt blicken. Plötzlich ist man nicht mehr die kompetente Frau, sondern fühlt sich wie ein kleines Mädchen. Das ist eine Regression in den Kindmodus, der gemeinsam mit dem Elternmodus, dem Bewältigungsmodus und der gesunden Erwachsenen die inneren Akteure darstellt, die sich auf der Bühne der Schemata bewegen. Im Kindmodus werden Gefühle und Bedürfnisse relativ ungefiltert erlebt. Hierauf folgt häufig eine strafende oder fordernde Botschaft aus dem Elternmodus, der das Gefühl abwertet oder zur Kontrolle mahnt. Diese Interaktion kann mit viel Schmerz verbunden sein, um dessen Regulation sich der Bewältigungsmodus (die Abwehr) kümmert. Hier zeigen sich häufig die Symptome, die Anlass zur Behandlung geben: Depression, Sucht, Zwänge, zwischenmenschliche Konflikte etc. Die gesunde Erwachsene – die einem Beruf nachgeht, einen Partner und Freunde hat, sich manchmal gut um die Bedürfnisse des Kindmodus kümmert, dem Elternmodus etwas entgegensetzen kann und die schließlich auch in Therapie gekommen ist – hat das Ganze im Blick und eigentlich schon verstanden. Dieses Modell lässt sich für jeden Menschen und somit auch für jede Störung aufstellen. Obwohl bis jetzt noch wenig untersucht, hat die Schematherapie ihre Wirksamkeit nachgewiesen in der Behandlung von Persönlichkeitsstörungen im Einzelsetting (Bamelis et al. 2014; Giesen-Bloo et al. 2006) und Gruppensetting (Farrell et al. 2009), in der Behandlung von Depressionen (Carter et al. 2013; Malogiannis et al. 2014) und potentiell von Angststörungen (Hawke & Provencher 2011) sowie von behandlungsresistenten Zwangsstörungen (Gross et al. 2012) und Essstörungen (Simpson et al. 2010).

Während die ACT und Schematherapie eine Theorie der Psychopathologie sowie einen allgemeinen Rahmen für die Psychotherapie darstellt, entwickelten Barlow und Kollegen (2011) mit dem Unified Protocol for the Transdiagnostic Treatment of Emotional Disorders ein detailliertes Therapiemanual für die Behandlung von Angst- und affektiven Störungen sowie anderen Störungen mit einer starken emotionalen Komponente (z. B. somatoforme

Störungen, Zwangsstörungen, dissoziative Störungen). Die Hauptelemente des Programms sind die Psychoedukation über Emotionen, die Verbesserung der Wahrnehmung von Emotionen, die Erhöhung der kognitiven Flexibilität in der Bewertung als gefährlich wahrgenommener innerer und äußerer Stimuli, die Veränderung von dysfunktionalen, durch Emotionen ausgelösten Verhaltensweisen, Verbesserung der Wahrnehmung von und Toleranz für körperliche Empfindungen sowie das Evozieren und Exponieren von Emotionen. Ein Randomized Controlled Trial (RCT) mit einer heterogenen Patientinnengruppe mit Angststörungen bestätigte die Wirksamkeit des Protokolls (Farchione et al. 2013). Mit seinem transdiagnostischen Ansatz scheint das Protokoll somit für die Behandlung einer großen Zahl von Patientinnen geeignet, treten Angst- und affektive Störungen doch nicht nur allein, sondern auch mit anderen Störungen am häufigsten auf. Ein ähnliches Protokoll für die Behandlung von Angststörungen wird gegenwärtig in einer multizentrischen Studie deutscher Universitäten auf seine Wirksamkeit untersucht (www.protect-ad.de). Fairburn und Kollegen (2003) stellten ein transdiagnostisches Modell der Essstörungen auf, das Perfektionismus, niedrigen Selbstwert, Affektintoleranz und zwischenmenschliche Probleme im Kern von Anorexie, Bulimie und sonstigen Essstörungen sieht. Dieser Ansatz ergänzt die störungsspezifischen Modelle und weist zusätzliche Wege für die Therapie auf.

Ein möglicher Vorzug, der üblicherweise der störungsbasierten Therapie zugeschrieben wird und für die transdiagnostische Psychotherapie noch untersucht werden muss, ist die Kosteneffizienz. Ambulante transdiagnostische Gruppentherapien erlauben die effektive Behandlung heterogener Patientinnengruppen (Ejeby et al. 2014) und scheinen sich bei Angststörungen gleichermaßen auf die Primärdiagnose (Norton 2008) sowie auf komorbide depressive Störungen auszuwirken (Norton et al. 2004).

In gewisser Weise ähnelt die transdiagnostische Psychotherapie der Psychopharmakotherapie. So werden Antidepressiva unter anderem verschrieben, um den Antrieb zu steigern und die affektive Schwingungsfähigkeit zu erhöhen. Die pharmakologische Behandlung dieser gestörten Prozesse kann demzufolge bei so unterschiedlichen Diagnosen wie einer depressiven Episode, einer Schizophrenie oder einer Persönlichkeitsstörung indiziert sein. Behandelt wird also nicht die Diagnose, sondern der gestörte Prozess.

Angesichts der vielversprechenden Ideen und Ergebnisse zu transdiagnostischen Therapien muss abschließend bemerkt werden, dass noch weitere Studien nötig sind, um die anfänglichen Erfolge zu bestätigen und eine Evidenzbasis vergleichbar zu den etablierten Verfahren zu schaffen (McEvoy 2009).

2.2.2 Transdiagnostische Perspektiven der Therapieschulen

Auch wenn transdiagnostische Interventionen wegen ihre prinzipiellen Technik- und Methodenorientierung in den vergangenen Jahren vorrangig in der Verhaltenstherapie ausgearbeitet wurden, sind diagnosenübergreifende Perspektiven von Anfang an in allen Therapieschulen wichtig gewesen, wenn sie nicht sogar als Kern des therapeutischen Vorgehens angesehen werden. Darauf soll in einer kurzen Synopse transdiagnostischer Perspektiven der drei wichtigsten Therapiekonzepte eingegangen werden.

- **Gesprächspsychotherapie.** Das wohl prägnanteste transdiagnostisch ausgearbeitete Psychotherapiekonzept findet sich in der von Carl Rogers begründeten klientenzentrierten Psychotherapie. Die Gesprächspsychotherapeutinnen hatten innerhalb der Psychotherapieschulen von Anbeginn an die größten Vorbehalte gegenüber einer an Diagnosen orientierten Klassifikation psychischer Störungen. Für viele Gesprächstherapeutinnen gilt nach wie vor die Vorabdiagnostik als eine mögliche Störvariable der

Therapie, in der es doch eigentlich darum gehe, der Patientin möglichst unvoreingenommen zu begegnen.

Diese prinzipiell ablehnende Haltung wurde jedoch in den letzten drei Jahrzehnten zunehmend aufgegeben. Die Gesprächstherapeutinnen haben erkannt, dass eine gute Diagnostik angesichts zunehmender Kenntnisse über die biopsychosozialen Ursachen psychischer Störungen Möglichkeiten bereitstellt, sich in besonderer Weise auf die spezifischen Besonderheiten diagnostizierbarer Störungen und Störungsmuster der Patientinnen einzustellen.

Dennoch stehen nach wie vor einige transdiagnostisch bedeutsame Perspektiven im Behandlungskonzept der Gesprächstherapie im Vordergrund, die auch in anderen Therapieschulen zunehmend als wichtig erkannt und akzeptiert werden, wenngleich sie nicht immer in dieser Striktheit betont werden. Demnach sollte die Behandlung transdiagnostisch darauf abzielen, mit der Betroffenen unter Behalt und Nutzung ihrer Personeigenarten nach Handlungsalternativen für die Auflösung zwischenmenschlicher Konflikte und Krisen zu suchen. Unter Behalt und Akzeptanz der Verhaltensgewohnheiten deshalb, weil es für die konfliktträchtigen Störungs- und Interaktionsmuster möglicherweise akzeptierbare Motive (Selbstschutz und Kontrollbehalt) gibt. Die Gesprächspsychotherapie geht entsprechend davon aus, dass die störenden Verhaltensweisen und Interaktionsmuster von den Betroffenen und den Interaktionsteilnehmenden unterschiedlich dekodiert und verstanden werden können.

Für die Behandlung ergibt sich aus dieser Perspektive ein gangbarer Weg, auszubrechen aus einer unglückseligen Verfangenheit der Negativkonnotation und Stigmatisierung, die vor allem bei schweren Störungen zu beobachten sind. Insbesondere bei Persönlichkeitsstörungen lassen sich viele Besonderheiten einer vermeintlich gestörten Interaktion sinnvoller als Überlebensstrategien verstehen, die den Betroffenen zugleich erhebliche Anstrengungen um den Behalt einer Selbstsicherheit abverlangen. Diese transdiagnostisch sinnvolle Perspektivenänderung ermöglicht es weiter, den Interaktionsstörungen einen Sinn (zurück) zu geben. Nur wenn die Sinnsetzung und Perspektivierung interpersoneller Konflikte zusammen mit der Patientin gelingt, scheint eine wichtige Voraussetzung für eine Durchführung der Therapie *mit der Patientin* gegeben.

▶ **Psychodynamische Therapieansätze.** Auch die tiefenpsychologisch und psychodynamisch orientierten Ansätze waren in ihren ursprünglichen Konzeptualisierungen eher transdiagnostisch. Insbesondere in der auf Freud zurückgehenden sog. strukturtheoretischen Konzeption bleiben störungsübergreifend betrachtet bereits in der frühen Kindheit unausgelebte Bedürfnisse altersabhängig fixiert (d. h. gebunden an den Zeitpunkt ihrer ersten Abwehr oder Verdrängung). Es kommt also, was die Möglichkeiten und Fähigkeiten einer befriedigenden Bedürfnisauslebung betrifft, zunehmend zu einem Entwicklungsrückstand. Die in unbewusster Form weiterwirkenden Bedürftigkeiten gelten in ihrer so fixierten Form den ursprünglich für die Bedürfniseinschränkung mitverantwortlichen Bezugspersonen, zumeist den Eltern. Dem zentralen Dreieckskonflikt zwischen Kind und Eltern wird deshalb in der Psychoanalyse eine besondere Bedeutung beigemessen.

Späterhin drängen sich die abgewehrten Bedürfnisregungen dem Jugendlichen oder Erwachsenen (im Extrem in Form von Symptombildungen) vor allem in Lebenssituationen auf, die jenen Erfahrungskontexten sehr ähnlich sind, in denen er ursprünglich sozial eingeschränkt oder bestraft wurde. Die Präsentation neurotischer Symptome stellt also jeweils eine Regression auf die ursprüngliche Situation der Bedürfnisversagung dar.

Diese Tendenz der Betroffenen, ihre an früheren Bezugspersonen erworbenen Gefühlseinstellungen gegenüber anderen Menschen, vor allem auch in der Therapie der Therapeutin gegenüber, zu erleben und auszuleben, gab diesen Phänomenen unter anderem die Bezeichnungen *Objektbesetzungen* für die Ausrichtung unbewusster Bedürftigkeiten auf andere Personen und *Übertragungsneurose*, bezogen auf das Phänomen neurotischer Übertragungen in die therapeutische Beziehung.

Die Fähigkeit, Bedürfnisse und Gefühle auf andere Menschen zu übertragen, z. B. einer Therapeutin gegenüber eine Übertragungsneurose entwickeln zu können, gilt seither in der Psychoanalyse als differenzialdiagnostisches und prognostisches Merkmal. Die Übertragung stellt nämlich in der psychoanalytischen Therapie eine der wichtigsten Einflussmöglichkeiten für die Therapeutin bereit, da über sie Möglichkeiten und Wege für die Patientin gesucht werden können, bisher unterdrückte, abgewehrte und unbewusste Bedürfnisse und Wünsche in der direkten Interaktion mit der Therapeutin zunächst regressiv wiederzuerleben, dann deren Unterdrückung in der Vergangenheit zu bearbeiten und schließlich außerhalb der Therapie neu zu entfalten.

Die Bearbeitung von Konflikten und Krisen in der Therapiebeziehung, um zu einer befriedigenden und störungsfreien Zusammenarbeit in der Psychotherapie zu gelangen und diese dann erfolgreich in den Lebensalltag zu integrieren, zählt zu den zentralen transdiagnostischen Aufgaben jedweder Psychotherapie, auch wenn es zwischen den schulspezifischen Therapieansätzen sicherlich zahlreiche Unterschiede gibt, wie das Ziel einer wirksamen bzw. heilsamen Therapiebeziehung am besten erreicht werden könnte.

▶ **Kognitiv orientierte Verhaltenstherapie.** Wie in den zuvor genannten Therapieansätzen werden in der Verhaltenstherapie der Aufbau und Behalt einer funktionierenden therapeutischen Beziehung für den Erfolg der Behandlung als wesentliche Voraussetzung betrachtet. Verhaltenstherapeutinnen sind von ihrem Grundansatz her jedoch dazu angehalten, eben unter transdiagnostischer Perspektive genau zu untersuchen, ob beobachtbare Erschwernisse im Aufbau einer tragfähigen Arbeitsbeziehung mit der Patientin wirklich vorrangig in möglichen eventuell persönlichkeitsbedingten Kooperations- bzw. Interaktionsstörungen zu suchen sind. In der Verhaltenstherapie können therapeutische Krisen jedoch auch anders erklärt werden, z. B. durch ein ungünstiges oder wenig passendes Setting oder durch die Schwierigkeiten der Therapeutin im interaktionellen Umgang mit möglichen Beziehungsstörungen ihrer Patientinnen.

Insgesamt begegnet uns in der Verhaltenstherapie weiter ein prinzipiell anderer Therapieansatz als in den zwei zuvor beschriebenen Therapieverfahren, der auf den ersten Blick nicht gerade als transdiagnostisch angesehen werden kann. Ging es in Psychoanalyse und Gesprächspsychotherapie um eine vornehmlich einsichtstherapeutische Verbesserung psychischer Störungen mittels therapeutischer Gespräche, so wird dieses Ziel in der Verhaltenstherapie zielstrebig durch eine direkte Einübung alternativer Verhaltens- und Interaktionsmuster zu erreichen versucht, deren Begründung zumeist aus Kenntnissen über die Funktionsweise diagnostizierbarer psychischer Störungen und Symptomkonstellationen erfolgt.

Vermutlich transdiagnostisch bedeutsam dürfte jedoch sein, dass jede störungsspezifische Behandlung ausdrücklich auf die weiteren Lebensperspektiven und Lebensbezüge der Patientinnen ausgerichtet wird. Dies schließt in aller Regel ein, auch Angehörige und Bezugspersonen an einer Therapie psychisch schwerer gestörten Menschen zu beteiligen, wo dies möglich ist. Schließlich spielen in der kognitiven Verhaltenstherapie ebenfalls störungsübergreifend Formen der Transfersicherung eine herausragende Rolle. Der Absicherung therapeutischer Maßnahmen dienen vielfältige weitere Maßnahmen, wobei als wichtigste Maßnahmen katamnestische Treffen gelten, die sowohl therapeutisch wie zu Evaluationszwecken genutzt werden (Booster-Sessions, z. B. auch von Therapiegruppen, etwa in vierteljährlichen Abständen).

2.3 Selektive Indikation: Ist Psychotherapie angemessen und hinreichend?

Bei welchen Patientinnen soll welche Therapiemethode in welchem Behandlungssetting durchgeführt werden? Unter welchen spezifischen Bedingungen ist die Einzelbehandlung zu empfehlen, unter welchen anderen Bedingungen ist eine Therapie in der Gruppe vorzuschlagen? Wäre es nicht vielleicht sinnvoller, die Angehörigen oder sogar die ganze Familie an der Therapie zu beteiligen? Diese Indikationsfragen, ob überhaupt und – wenn ja – welche Art Therapie durchgeführt werden sollte, sind zumeist bereits vielfältig vorerwogen worden, wenn die Patientin zur Psychotherapeutin kommt. Vieles wird dabei durch die Eigenarten und Strukturen des Lebensumfeldes der Patientin und des Gesundheitssystems vorweg entschieden: angefangen durch Ratschläge der Verwandten und Bekannten, häufig weiter gesteuert durch sog. halbprofessionelle Helferinnen wie Geistliche oder Angestellte der Gesundheitsdienste, bis hin zur Hausärztin, die schließlich zumeist als erste Fachfrau konsultiert wird. Oft sind es Irrwege durch viele Instanzen des Versorgungssystems, bis schließlich die Indikation zur Psychotherapie durch eine Psychotherapeutin selbst gestellt wird. Da viele dieser Voraberwägungen nicht fachlich-rational getroffen werden, ist die Entscheidung der Psychotherapeutin, eine psychologische Behandlung durchzuführen, wohl zwingend stets erneut – und möglichst unabhängig von den (zumeist in Form einer Überweisung) vorliegenden Vorabindikationen – zu begründen.

Die hier jetzt im Mittelpunkt stehende *selektive Indikation* betrifft die Frage, ob und welche Art Psychotherapie bei einer Patientin indiziert ist. Dabei sind normalerweise mindestens die drei nachfolgend diskutierten Fragen abzuklären.

- *Ist bei der Patientin mit ihrer Problematik eine Psychotherapie überhaupt indiziert?* Indikative Entscheidungen sind nicht unabhängig vom jeweiligen sozialen, kulturellen und gesellschaftlichen Kontext der Patientin und der Therapeutin zu treffen. In der Psychotherapie geht es zumeist um eine Veränderung der persönlichen Lebensgestaltung der Menschen, die um therapeutische Hilfe nachsuchen. Dabei unterscheiden sich die jeweils möglichen Therapieangebote zum Teil erheblich in grundlegenden Wert- und Zielvorstellungen. Die Frage also, welche Form der psychosozialen Hilfestellung geeignet scheint, beinhaltet deshalb immer zugleich eine Reihe wesentlicher Wertentscheidungen. Diese müssten günstigenfalls ausführlich vorab mit der Patientin besprochen werden (z. B. die Frage realistischer Therapieerwartungen, Unterschiede der Ansprüche der Patientin und ihrer Angehörigen an einen Therapieerfolg). In der Folge solcher Gespräche über mögliche Therapieziele könnte sich ergeben, dass eine Psychotherapie nicht mehr sinnvoll und notwendig ist. Bei vielen Menschen, die um psychotherapeutische Hilfe nachsuchen, stellt sich zunächst die Frage, ob deren Probleme auf ungenügende Kenntnisse und Wissensdefizite zurückgeführt werden können. Für die meisten psychosozialen Probleme stehen in solchen Fällen Spezialistinnen in einem weit gefächerten System der psychosozialen Beratung zur Verfügung. Hinzu kommt, dass die Betroffenen entsprechende Hilfsangebote zumeist kostenlos in Anspruch nehmen können, weil ihr Beratungsanspruch gesetzlich verankert ist (z. B. im Kinder- und Jugendhilfegesetz und in der Bundessozialgesetzgebung). Dies betrifft insbesondere die Beratung in Fragen der Erziehung, Familie, Partnerschaft, Trennung und Scheidung, schulischen und beruflichen Laufbahnplanung, ungewollten Schwangerschaft, Ausübung der Personensorge sowie die Beratung von Pflegern, Vormündern und

Behinderten sowie Fragen der persönlichen Hilfeleistung im Rahmen der Sozialhilfe. Die Notwendigkeit einer zusätzlichen Psychotherapie ist in solchen Fällen häufig erst nach Beratung durch eine Spezialistin und gemeinsam mit ihr zu entscheiden.

- *Ist bei der Patientin mit ihrer Problematik eine selektive Indikation zu einer störungsspezifisch ausgerichteten Psychotherapie sinnvoll?* Es ist vor allem einigen entscheidenden Verbesserungen in der psychiatrischen Diagnostik zu verdanken, dass zunehmend störungsspezifische Behandlungskonzepte entwickelt werden. Vor allem in der Verhaltenstherapie gibt es heute für die meisten eindeutig definierbaren Störungsbilder differenziert ausgearbeitete und gut evaluierte Behandlungsprogramme, die zumeist bereits in Manualform vorliegen. Die Entwicklung und Evaluation störungsspezifischer Behandlungsprogramme wurde jedoch auch noch an störungsübergreifenden Aspekten ausgerichtet, wie z. B. an demografischen Merkmalen oder an Problemen, die innerhalb unterschiedlicher Störungsbereiche ätiologie- und zielrelevant sind (für konkrete Beispiele siehe Kap. 2.1). Im Bereich der Körpermedizin und Psychosomatik schließlich hat die Verhaltenstherapie (als Verhaltensmedizin) eine wesentliche Funktion der psychotherapeutischen Adjuvanz und Ergänzung der medizinischen Standardversorgung übernommen (z. B. mit Hilfen zur Krankheitsbewältigung bei gastrointestinalen, kardiovaskulären, dermatologischen und respiratorischen Störungen).
- *Sind unabhängig oder ergänzend zur Psychotherapie weitere Möglichkeiten psychosozialer Hilfeleistung sinnvoll oder notwendig?* In vielen Fällen ist die Psychotherapie nur eine von mehreren Möglichkeiten, die zur Änderung der Probleme, die die Patientin in die Psychotherapie geführt haben, in Betracht gezogen werden müssen. Sind z. B. körperliche Ursachen für die Entstehung und Aufrechterhaltung psychischer Störungen nicht auszuschließen, ist die konsultierende Kooperation der Psychotherapeutin mit einer Fachmedizinerin selbstverständlich. Eine Reihe von Prob-

lemen erfordert zwingend die Hinzuziehung weiterer Spezialistinnen oder die Ergänzung der Psychotherapie um eigenständige Behandlungsanteile. Einige Beispiele: In der Behandlung des pathologischen Spielens, das die Betroffenen häufig in eine extreme Verschuldungsnotlage geführt hat, wird die begleitende Beratung einer speziell mit dem Problem der Entschuldung vertrauten Sozialarbeiterin oder Juristin erforderlich. Im Bereich der Behandlung schwerer psychischer Störungen (z. B. der Schizophrenie) kann an die Einrichtung und Durchführung parallellaufender Angehörigengruppen oder zeitgleich laufender (psychoedukativer) Familientherapien gedacht werden. Im Bereich der Behandlung von Alkohol- und Drogenabhängigkeit wird allgemein die frühzeitige Integration der Patientin in bestehende Selbsthilfegruppen als wesentliche Ergänzung psychotherapeutischer Maßnahmen betrachtet. Schließlich kann die Psychotherapie in Institutionen (Psychiatrie, Heimerziehung, Strafvollzug) eine wesentliche Steuerungsfunktion innerhalb rehabilitativer Maßnahmen zur Absicherung des Übergangs von einer psychoedukativ-stützenden Behandlung hin zur Selbstbehandlung und Selbstversorgung durch die Betroffenen einnehmen (z. B. beim Eintritt in therapeutische Wohngemeinschaften oder bei der Wiederaufnahme beruflicher Tätigkeiten).

2.4 Differenzielle Indikation: Behandlungsrahmen und Behandlungssetting

Die differenzielle Indikation betrifft die Entscheidung, welches therapeutische Vorgehen und welches konkrete Behandlungssetting bei den jeweils gegebenen Problemstellungen einer Patientin die besten Behandlungseffekte versprechen könnten. Da sich die meisten Kapitel dieses Bandes über transdiagnostische Interventionen ausschließlich mit Aspekten differenzieller Entscheidungen in der Psychotherapie befassen, soll hier auf einige Probleme eingegangen werden, die die Auswahl eines geeigneten Behandlungssettings betreffen. Dies ist vor allem die Frage danach, ob die Therapie ambulant oder stationär bzw. ob und wann sie möglichst allein (Einzelbehandlung) durchgeführt werden sollte bzw. ob und wann man an eine Erweiterung des Personenkreises denken sollte, der an den Behandlungsmaßnahmen beteiligt werden könnte (z.B. als Gruppen-, Angehörigen- oder Familientherapie). Es haben sich nachfolgend diskutierte Problemstellungen als besonders geeignete Begründungskontexte für eine Entscheidungsfindung und für Settingzuweisungen erwiesen:

- *Die psychischen Probleme der Patientin stehen in engem Zusammenhang mit akuten traumatischen Erfahrungen und psychosozialen Belastungen.* Akute und posttraumatische Belastungsreaktionen oder auch Anpassungsstörungen werden zumeist durch unerwartete und einschneidende Ereignisse ausgelöst (wie Vergewaltigung, plötzlicher Tod eines Partners, plötzliche Invalidität) und durch eine Unfähigkeit der Personen, angesichts einer überstarken emotionalen Betroffenheit ihnen vertraute Bewältigungsstrategien angemessen einzusetzen und zu nutzen. In vielen Fällen (vor allem bei erfolgten Suizidversuchen bzw. zur Suizidprophylaxe) ist der Behandlung posttraumatischer Störungen im engeren Sinne zunächst eine direkte, vor allem stützende psychotherapeutische Hilfe als sog. Stabilisierungsphase vorzuschalten. Im Vordergrund stehen personenzentrierte Gespräche, in denen auf eher pragmatische Weise versucht wird, die Patientin von ihren emotional-existenziellen Verunsicherungen zu entlasten und Weichen für eine Neuorientierung zu stellen. Im Verlauf der weiteren Behandlung sind über die Symptombehandlung hinaus weiterreichende Interventionen sinnvoll, in denen das soziale Umfeld stärkere Beachtung finden sollte (evtl. als Familien- und Angehörigentherapie). Dabei geht es dort, wo dies möglich ist, vor allem um das Zusammenbringen von Menschen, die in der Familie – gelegentlich auch im Beruf – an der Krisenentwicklung beteiligt waren oder die für eine längerfristige Krisenbewältigung eine Gewähr für soziale Unterstützung und Sicherung bieten können.

- *Die psychischen Probleme der Patientin resultieren aus antizipierbaren oder bereits bestehenden, vielfach natürlichen Veränderungen im Lebensverlauf.* Es handelt sich dabei zumeist um kritische Phasen der Lebensentwicklung, wie Verlassen des Elternhauses, Elternwerden, Übergang in die Zeit der Berentung, längere Zeiten der Arbeitslosigkeit und Umschulung, lang andauernde und möglicherweise unheilbare Krankheiten. In solchen Fällen kann – auch hier zumeist in der Einzelfallbehandlung – eine eher nüchterne Bestandsaufnahme der jeweiligen Lebensumstände und Lebensentwicklung und eine gründliche Planung der individuell notwendig werdenden Lebensveränderungen wesentlich zur Stabilisierung der Betroffenen beitragen (möglicherweise unter Einbezug oder zeitgleichen Nutzung einer geeigneten Fachberatung). Zentral für eine Arbeit mit Lebenskrisen ist also das sachliche therapeutische Gespräch, das sich ressourcenaktivierend um Lösungen für die Zukunft bemüht. Krisen sollten dazu als integraler Teil des Lebenslaufs aufgefasst und nachvollziehbar gemacht werden. Insbesondere bei gravierenden Krisen im Lebensverlauf bleibt zu beachten, dass diese mit materiellen Problemen zusammenhängen können und darüber hinaus auch noch von Unbehagen und Unsicherheiten der familiären und kollektiven Welt der Patientin dominiert werden – Kontextbedingungen, die natürlich nicht ausgeklammert bleiben dürfen. Gute Möglichkeiten der Neuorientierung ergeben sich fast immer auch durch eine Zusammenstellung von Gruppen mit ähnlich betroffenen Personen (als professionell geleitete therapeutische Gruppen oder auch als Selbsthilfegruppen).
- *Die psychischen Probleme der Patientin lassen sich eindeutig als psychische Störung definieren.* Die Möglichkeit einer eindeutigen

Diagnosestellung impliziert häufig eine bereits länger währende Störungsentwicklung. Sie führt deshalb in der Folge einer störungsspezifischen Eingangsdiagnostik (auch: Problem- und Verhaltensanalyse) zur Entscheidung, der Patientin die zumeist längerfristige Teilnahme an einer störungsspezifischen Psychotherapie zu empfehlen. In störungsspezifischen Therapieprogrammen werden Maßnahmen, die für die Behandlung einer spezifischen psychischen Störung als sinnvoll erachtet werden, üblicherweise in sog. multimodalen oder Breitspektrumtherapien für den Einzelfall zusammengestellt und aufeinander abgestimmt. Die meisten dieser Behandlungsprogramme eignen sich zugleich für therapeutische Gruppen, in denen Patientinnen mit gleicher Problematik das jeweilige Behandlungsprogramm gemeinsam absolvieren. Diese Gruppenprogramme kommen deshalb zumeist im stationären Kontext zur Anwendung. Für die Durchführung verhaltenstherapeutischer Gruppen wird eine Teilnehmerzahl zwischen 7 und 15 allgemein als günstig angesehen und sollte zur Ermöglichung und Kontrolle individueller Veränderungen möglichst nicht überschritten werden. Je weniger strukturiert der beabsichtigte Gruppenverlauf ist, umso wichtiger scheinen schließlich die interaktionellen Voraussetzungen zu sein, die die Patientinnen in die Gruppe mitbringen. Bei vorab feststellbaren extremen Verhaltensstörungen (z. B. bei unterschwelliger Suizidalität, aggressiv-destruktivem Verhalten oder extremen sozialen Unsicherheiten) sollte der Patientin zunächst eine Einzelbehandlung empfohlen werden. Schließlich ist – wie im Fall akuter Krisen – die Beteiligung der Angehörigen, mit denen die Betroffene zusammenlebt, denkbar.

- *Die psychischen Störungen der Patientin müssen als besonders gravierend, multipel und schwer angesehen werden, sodass eine stationäre Behandlung sinnvoller als eine ambulante Behandlung erscheint.* Es ist vor allem der Wende der Verhaltenstherapie zu einem problem- und störungsspezifischen Behandlungsansatz zu verdanken, dass die Verhaltenstherapeutinnen heute als die Spezialistinnen für diese sog. schweren Störungen gelten. Gemeint sind damit vor allem psychische Probleme, die durch extreme Verhaltensdefizite gekennzeichnet sind, bei denen die Betroffenen vielfach eine Einsicht in die eigene Notlage verloren haben und eine starke Motivationsproblematik (fehlende Compliance) aufweisen. Die Schwere der Störung führt vielfach zu der Entscheidung, dass eine Psychotherapie stationär durchgeführt werden sollte. So ist die Entscheidung für eine stationäre Behandlung bei bereits lange Jahre währenden, chronifizierten Störungsbildern oder bei fehlender Einsicht naheliegend (z. B. bei Anorexia nervosa im lebensbedrohlichen Zustand der Abmagerung). Weiter kann auch die seit Jahren zunehmende Spezialisierung von Fachkliniken für bestimmte Störungsbilder die Überweisung in eine stationäre Behandlung erleichtern helfen (unbestritten ist heute z. B. die Überlegenheit der stationären gegenüber der ambulanten Behandlung bei Suchterkrankungen). Bei einigen sog. psychiatrischen Störungen (z. B. in psychotischen Episoden der Schizophrenie und Depression) kann es zum zeitweiligen Verlust der Selbst- und Wirklichkeitskontrolle kommen, sodass eine stationäre Unterbringung und Therapie unumgänglich ist. Bei Menschen in akuter psychotischer Episode wird eine einsichtsorientierte Psychotherapie (z. B. Gesprächspsychotherapie oder psychoanalytische Therapie) zunächst als kontraindiziert betrachtet. Neben der zumeist indizierten medikamentösen Behandlung richtet sich die psychologische Betreuung (zumeist als stützend-verhaltenstherapeutische Intervention) vorrangig auf intrapsychische Reorganisation und Entspannung und zielt so auf ein allmähliches (Wieder-)Erlernen der Selbstkontrolle in aktuellen lebenspraktischen Zusammenhängen. Die psychoedukativen Verhaltenstherapiekonzepte für den stationären Bereich sind inzwischen so weit ausgearbeitet und evaluiert, dass mehrere Patientinnen mit Abklingen der psychotischen Symptomatik zu kleineren verhaltenstherapeutischen (Arbeits-)Gruppen zusammengefasst werden können, in denen das (Wieder-)Erlernen sozialer Fertigkeiten und sozialer Kompetenzen im Mittelpunkt steht. Erst nach vollständigem Abklingen der psychotischen Symptomatik ohne Rückfallrisiko kann an eine langfristige, einsichtsorientierte Psychotherapie gedacht werden (ambulante Einzelfallbehandlung). Aus den gleichen Gründen wird im Bereich der schweren psychiatrischen Störungen einer psychoedukativ-stützenden Familientherapie (zumeist der Verhaltenstherapie) der Vorzug gegenüber einer dynamisch-systemischen Familientherapie gegeben.

2.5 Therapeutische Beziehung

2.5.1 Grundlagen und transdiagnostische Voraussetzungen

In einer wichtigen Behandlungsperspektive sind sich heute vermutlich die meisten Psychotherapeutinnen – egal welcher Therapieschule sie sich als zugehörig betrachten – einig, wenngleich sich die Wege zum Ziel unterscheiden können. In der Behandlung einer Person kann und darf es nicht ausschließlich darum gehen, Symptomatikkonstellationen zu bewältigen. Vielmehr gilt es, der Patientin zu ermöglichen, auf längere Sicht mit den Symptomen fertig zu werden, Rückfallgefahren rechtzeitig zu erkennen und Schritte zur Rückfallprophylaxe selbst einzuleiten.

Viele Störungen und Probleme der Patientinnen sind Teil systemischer und kollektiver Prozesse. Als solche lassen sie sich nicht nur individualistisch ausdeuten oder behandeln. Es könnte notwendig werden, die Behandlungsperspektive auf die Bezugswelt der Patientin auszudehnen. Dieser systemische Ansatz gelingt jedoch nur, wenn die Patientin Bewusstsein und Klarheit über ihre existenzielle Lebenssituation erlangt. Um das zu erreichen, wandelt sich jede Psychotherapie in einen Ort des systemischen Begreifens – wobei Begreifen verstanden wird als reflektierte Bewusstseinsbildung, die wesentliche Elemente der verworrenen Lebenssituation aufklären muss.

- **Die Illusion der Neutralität.** Angesichts hochkomplexer Lebenslagen der Patientinnen entpuppt sich die häufig als wesentlich betrachtete Neutralität der Therapeutin als Illusion, die als solche sowieso nicht vorhanden war. Jede Therapieform hat nicht nur ihr Menschenbild, sondern jede Therapeutin hat noch ihr eigenes. Entsprechend beeinflusst die Weltanschauung derer, die als Behandelnde die Mitverantwortung in einer Psychotherapie übernimmt, unvermeidlich die Art und Weise der Bewusstseinsbildung der Patientin – ob man will oder nicht, und auch dann, wenn man es zu verschleiern versucht.

  Dies lehren uns übrigens Ergebnisse der Forschung: Psychotherapien werden dann in günstige Entwicklungen einmünden, wenn sich Therapieideologie und Weltanschauung der Therapeutin nicht allzu sehr von jenen Wertesystemen unterscheiden, die die Patientin in die Behandlung einbringt oder die die Patientin zu übernehmen bereit ist (Perrez & Baumann 2005). Eine zu große Diskrepanz der Weltanschauung oder in Werthaltungen hindert eine Patientin, nach ihren Möglichkeiten zu genesen, zwingt sie womöglich, etwaigen Ansichten zuzustimmen, die ihr fremd sind. In der Therapieforschung, die sich mit der Bedeutung von Ethik und Wertfragen in der Therapie beschäftigen, werden die aus dieser Situation erwachsenen Schwierigkeiten sogar umso gravierender gesehen, je mehr die Therapeutin ihre Parteilichkeit negiert, der Patientin die eigenen Positionen verschleiert und behauptet, neutral zu sein.

  Daraus darf nicht geschlossen werden, dass *jede* Weltanschauung oder *jedes* Menschenbild der Therapeutin gleich brauchbar ist, wenn beides nur ausreichend verwandt ist mit dem, was die Patientin mitbringt oder zu entwickeln geneigt ist. Häufig ist die Patientin aufgrund ihrer Erfahrungen extrem demoralisiert, weil ihre bisherige Lebensauffassung, etwa nach einem Trauma, völlig aus den Fugen geraten ist. Auch kann es sein, dass sie Leitlinien verinnerlicht hat, die den Rechten anderer zuwiderlaufen. In solchen Fällen kann es sich für die Patientin umso nützlicher erweisen, je mehr die Therapeutin eine eigene ethisch und gesellschaftlich verantwortbare Auffassung über die systemischen und kollektiven Verhältnisse vertritt, in denen die Patientin lebt.

▶ **Kooperatives Begreifen und Lernen.** Grundlegend für eine ernsthafte Auseinandersetzung mit existenziellen Problemen ist, dass die Patientin innerhalb gewisser Grenzen begreift, was mit ihr vorgeht und wie ihre Beziehungen mit anderen in der Realität funktionieren. Entsprechend kommt die Therapeutin nicht daran vorbei, zuallererst einmal sich selbst ein klares Bild von den menschlichen Beziehungen der Patientin, auch von den kollektiv-gesellschaftlichen Verhältnissen der Patientin zu erarbeiten. Das Begreifen der Realität bleibt dann eine gemeinsam zu bewältigende Aufgabe. Dabei geht es nicht immer um ein Bewusstsein großer politischer Zusammenhänge, wenngleich angesichts der globalen Krisen unserer Gesellschaft diese nicht ausgeklammert bleiben dürfen – insbesondere nicht, wenn auch die Patientin und ihre Bezugspersonen davon betroffen sind. In anderen Fällen jedoch kann es genügen, wenn das bei der Patientin vorhandene Bild kollektiven und gesellschaftlichen Zusammenlebens soweit zurechtgerückt wird, dass es für die Weiterarbeit ausreichend klar wird. Die Patientin will ja mit Fug und Recht, dass es ihr gut gehe, sie will ihr Potential realisieren, soweit das mit den Grenzen in Einklang zu bringen ist, die ihr ihre konkrete Lebenssituation setzt.

- **Faktizität und Schicksal.** Psychotherapie, die sich den existenziellen Grundfragen des Lebens nicht verschließt, kann in gewisser Hinsicht durchaus mit einem Erziehungsprozess verglichen werden. Psychotherapie unterscheidet sich jedoch von der Pädagogik insofern, als sie sich darauf beschränkt, Grenzen und Möglichkeiten zu umreißen und Instrumente zu liefern, die für die Erreichung eines Gleichgewichts funktional sind. Oder um mit Ingeborg Bachmann zu sprechen: *Die Wahrheit ist dem Menschen zumutbar.* Nur sollte man ihn danach nicht im Regen stehen lassen.
  Abhängig von der Schwere einer Störung müssen bei der Erkenntnissuche und Bewusstseinsbildung sorgsam viele zerbrechliche Gleichgewichte berücksichtigt werden. Auf diesem Weg erweisen sich die Grenzen und Möglichkeiten als umso beschränkter, je weiter eine Chronifizierung bereits vorangeschritten ist. Letzteres gilt insbesondere für langjährig psychiatrisierte Patientinnen.
  Wer an psychischen Störungen leidet und darum kämpft, aus ihnen herauszukommen, hat das Ziel vor Augen, ein Gleichgewicht zu finden, das dem Geist erlaubt, zu funktionieren, dem Körper ermöglicht, zu leben, und seiner Persönlichkeit Wege weist, sich zu entfalten. Oder aber – und auch davor dürfen Psychotherapeutinnen nicht die Augen verschließen – angesichts einer unheilbaren Erkrankung mutiger als zuvor dem Ende entgegenzuleben. In vielen Fällen ist all dies nur möglich, indem man dafür mit der Anpassung an die aktuelle Lebenssituation bezahlt, die – wenigstens im Augenblick – nicht verändert werden kann. Und das heißt: dass man die Realität akzeptiert. Dies gilt insbesondere für Patientinnen, die in einer Situation leben, die nur schwer oder unmöglich verändert werden kann: Personen fortgeschrittenen Alters, deren Leben unwiederbringlich durch frühere Entscheidungen oder durch die Umwelt bestimmt ist oder unerwartet verändert wurde; alle, die streng konservativen kulturellen Kreisen zugehören, welche sich jeder anderen Ideo-

logie oder jeder ideologiekritischen Position verschließt. Gemeint sind aber auch Menschen mit unsicherer, emotional instabiler oder brüchiger Persönlichkeitsstruktur, die so fragil ist, dass sie keine anderen Gleichgewichte zulässt als die, mit denen die Person bis zu diesem Zeitpunkt zum Schutz ihrer selbst ihr Überleben gesichert hat.

▶ **Ziel jedoch ist nicht Anpassung!** Man verfalle keinem Missverständnis. Ziel jedweder Psychotherapie ist nicht Anpassung per se. Nur mündet in vielen Fällen die Therapie unvermeidlich in vorläufiger Anpassung – bis sich die Frage beantworten lässt, wie mit dem Unvermeidlichen trotzdem weitergelebt werden kann, wie trotz Unvermeidlichkeit Sinn und Bedeutung für ein Weiterleben gefunden werden können. Dieser Weg wiederum kann nicht genau vorausgeplant werden. Viele dieser Wege entstehen beim Gehen. Und die Patientin benötigt auf diesem Weg in der Therapeutin zumindest für eine gewisse Zeit eine Begleiterin, die ihr mit Trost, Zuversicht und Beratung zur Seite steht.

2.5.2 Vom Umgang mit therapeutischen Krisen und Konflikten

Es gibt viele Anzeichen, die frühzeitig darauf hindeuten, dass eine Psychotherapie gelegentlich in eine gravierende Krise entgleiten kann – unter anderem mit der eventuellen Gefahr, dass sie vorschnell und vorzeitig ein für Patientinnen ungünstiges Ende finden könnte. In solchen Fällen lohnt es sich, einmal transdiagnostisch sinnvolle, also eventuell sogar andere als die in den Therapieschulen propagierte oder diesen sogar widersprechende Strategien einzuschlagen.

▶ **Frühe Indikatoren therapeutischer Krisen.** In der Praxis erkennbar sind solche Krisensituationen unter anderem daran, dass die

Patientin einfach nicht weiß oder nicht verstanden hat, worin Psychotherapie besteht. In vielen Fällen wird nur den psychotherapeutischen Techniken Glauben geschenkt, genau so wie in ärztlichen Kontexten den Medikamenten, alles andere wird für irrelevant angesehen. Manche Patientinnen lassen sich auf alle Wunder versprechenden Aktionen ein: Sie arbeiten, obwohl sich in ihrem Leben nichts ändert, weiter mit, immer in der Hoffnung, dass an einem bestimmten Punkt ein fast magisches Ereignis eintreten werde, dass *Psychotherapie* oder die *Psychotherapeutin* sie über Nacht von ihrer Gestörtheit und sonstigen Sorgen befreit.

Weiter gibt es Patientinnen, die nach zahlreichen wenig erfolgreichen Sitzungen glauben, es handle sich immer noch um Vorgespräche, und die sich (zu Recht) fragen, wann die Behandlung beginnen werde. Oder es entwickeln sich zunehmende Zweifel an der Kompetenz der Therapeutin oder sogar Zweifel an der Nützlichkeit von Psychotherapie überhaupt. Da Patientinnen, wenn der Prozess ins Stocken gerät, gelegentlich auch den Unmut ihrer Therapeutin erahnen oder diesen sogar konfrontativ zu spüren bekommen, stellen sich Ängste, Vorbehalte und Zweifel gegenüber einer Therapie ein, die ihnen eigentlich Perspektiven für die Zukunft eröffnen sollte (Fiedler 2003). Letzteres lässt sich besonders bei Gruppentherapie-Patientinnen beobachten, die in einer starr strukturierten Gruppe zu lange in der Außenseiterposition verharren, ohne dass es den Therapeutinnen gelingt, sie erneut in die Gruppe zu integrieren. Die Folge ist, dass Patientinnen die Mitarbeit zunehmend verweigern oder die Therapie von sich aus abbrechen.

Es könnte verheerende Folgen haben, vorschnell auf Konzepte wie *Widerstand*, *Abwehr*, *Persönlichkeitsstörung* oder *Nichtcompliance* als Erklärung auszuweichen. Manchmal entsteht diesbezüglich eine absurde Situation, die von der konzeptgläubigen Therapeutin möglicherweise gar nicht als eine solche erkannt wird – vermutet diese doch, eine Patientin vor sich zu haben, die die Mitarbeit (psychodynamisch/psychologisch oder persönlichkeitsbedingt) verweigert. In solchen Fällen wäre es verfehlt, der Patientin erneut zu erklären, worin Psychotherapie im Sinne der eigenen Schule besteht. Das wäre einseitig, wenn nicht gar borniert.

▶ **Ziel der Krisenintervention: der Behalt eigener Handlungsspielräume.** Vielmehr sollten Stagnationen und Krisen im Therapieprozess, die zumeist auf entsprechende Krisen im Leben der Patientin verweisen könnten, nicht vorschnell auf störungsbedingte Widerstände der Patientin zurückgeführt werden. Zum Beispiel macht die Reaktanzforschung deutlich, dass es sich bei vielen Schwierigkeiten persönlicher Veränderung nur in den seltensten Fällen um behandelnswerte Widerstände handelt. Einer der wichtigsten Aspekte von Reaktanz ist der einer Motivation zur Aufrechterhaltung eigener Freiheitsspielräume. Dies wird seit Mitte des letzten Jahrhunderts so auch in der Psychoanalyse diskutiert, wo das Kontrollbedürfnis von Patientinnen als Erweiterung der Freudschen Libido-Theorie die Sicht auf Widerstand und Abwehr veränderte. Bis dato stand der Begriff Widerstand in seiner fast schon alltagssprachlichen Bedeutung in vielen Therapieschulen für Verhaltensweisen, die sich gegen das Fortschreiten der Therapie richten. Aus vielen Gründen jedoch ist Widerstand unter transdiagnostischer Perspektive ein nicht günstiger Begriff, weil er den Blick zu sehr auf die Patientin als Ursache für Störungen in der Therapiebeziehung verengt. Wir halten es für günstiger, von Unsicherheiten und Krisen im Leben der Patientin und im Therapieprozess zu sprechen, da beide Aspekte die Beziehung betreffen, die Patientin und Therapeutin miteinander eingehen.

- **Sicherheitsoperation statt Widerstand.** Für die Therapie kommt hinzu, dass Veränderungen im Verhalten und im Leben Auswirkungen mit sich bringen, die vorher nicht abzusehen sind. Nur unbekannte, nicht einschätzbare Situationen sind neu, und unbekannte Situationen lösen auf natürliche Weise nicht nur Neugier, sondern auch Unsicherheiten und Ängste und im Extremfall existenzielle Krisen aus. Ein solches Argument war bereits vom psychodynamisch orientierten Therapieforscher Harry Stuck Sullivan gegen den inflationären Gebrauch des psychoanalytischen Widerstandskonzepts vorgebracht worden. Sullivan sprach statt von Widerständen ausschließlich von *Sicherheitsoperationen* zum Schutz und Behalt der eigenen Selbstsicherheit (Sullivan 1953). Sicherheitsoperationen werden durch transaktionale Aspekte einer bedeutsamen Situation (Neuigkeit, Unbestimmtheit, Unsicherheit, Angst etc.) aktiviert und dürfte nicht als widerständige Regression fehlinterpretiert werden.
  Therapeutische Änderungen sind weiter mit Kosten und Aufwand verbunden. Dieses gilt insbesondere für länger dauernde Krisen. Viele Probleme der Patientinnen werden durch Nutzenerwägungen gesteuert, die auf Unmittelbarkeit und Angstvermeidung angelegt sind. Veränderungen mit längerfristigen Perspektiven werden vermieden, weil deren Erreichung mit emotionalen und/oder materiellen Kosten verbunden ist (z. B. Überwindung von Angst und Unsicherheit oder die Notwendigkeit eines völligen Neubeginns). Auch diese angstbedingte Reaktanz von Patientinnen darf nicht vorschnell als regressiv und schon gar nicht als böswillig missdeutet werden, auch wenn sich in ihnen innerpsychische Mechanismen von Abwehr und Widerstand widerspiegeln. Gerade vorschnelle Übertragungsdeutungen können zu Machtkämpfen in der Therapie führen, wenn die Therapeutin die eigentliche Motivation von Reaktanz und Sicherheitsoperationen nicht wahrnimmt, sondern fälschlicherweise Wiederholungszwang oder gar böswillige Absicht unterstellt.

Häufig lässt sich Schlimmeres beobachten, und wir sollten aktiv dagegen vorgehen – schon zum Schutz der Patientinnen. Gemeint ist die öffentliche psychiatrische Etikettierung von Patientinnen als *Schizophrene*, *Depressive* oder noch abwertender als *Schauspielerin* oder *Narzisstin*, wie man dies nicht nur bei Teilen des Pflegepersonals, sondern auch bei Therapeutinnen beobachten kann. Merken es diese Helfer nicht, dass eine Etikettierung dieser Art nicht nur reduktiv, sondern Verantwortung entziehend oder Verantwortung zuschreibend, wenn nicht gar lähmend und – was das Person-Labeling mit Persönlichkeitsstörungsbezeichnungen angeht – gelegentlich sogar beleidigend ist? Wird in therapeutischen Teams abwertend über Patientinnen gesprochen, stellt sich dringend die Aufgabe einer Team-Supervision.

▶ **Widerstand als Ressource.** Vielmehr sollten wir sogar einen Schritt weitergehen und die Widerstände und Zögerlichkeiten von Patientinnen nicht nur als Sicherheitsoperationen, sondern als Ressource begreifen, die man als Motivationsquelle benutzen kann. Veränderungen können nicht unmittelbar erfolgen. Die Patientinnen müssen sich Zeit nehmen, um die Gründe für Unsicherheiten und Ängste zu prüfen. Genau dieser Aspekt steht als Kerngedanke in der Ausarbeitung transdiagnostischer Überlegungen unterschiedlicher Autoren, und zwar egal welcher Therapieschule sie angehören: Immer gilt, die Perspektiven der Patientin und die Perspektiven der Therapeutin prinzipiell gleichwertig im Mittelpunkt zu halten, weil so Reaktanz kaum nötig ist.

Andererseits, und dies gilt es zu verdeutlichen: Motivationale Gründe oder Hintergründe für Unsicherheiten und Ängste lassen sich nur prüfen, wenn Patientinnen bereit sind, sich neuen Bedingungen und Erfahrungen auszusetzen, wenn auch nur versuchsweise. Eine laufende Therapie beinhaltet gezielt die besondere Möglichkeit der Erprobung, im geschützten Raum, im Hier und Jetzt, mit therapeutischer Unterstützung im Hintergrund! Nach einer probatorischen Aktion bleibt immer noch die Möglichkeit der Korrektur, bis hin zur Entscheidung, bisherige Gewohnheiten beizubehalten. Aber selbst das – die bewusste Entscheidung für das Beibehalten alter Gepflogenheiten – kann mit größerer subjektiver Sicherheit vorgenommen werden, wenn man Alternativen zuvor probeweise oder sogar ernsthaft erkundet und ausprobiert hat.

2.6 Die therapeutische Haltung: transdiagnostische Perspektiven

Keine therapeutische Intervention dürfte erfolgversprechend verlaufen, wenn die Patientin sich nicht von der Therapeutin verstanden und in ihren grundlegenden Bedürfnissen, die sie mit der Therapie verbindet, akzeptiert fühlen. Für Therapeutinnen gilt es also, die Patientinnen dort abzuholen, wo sie sich zu Beginn der Therapie befinden, um erst dann mit ihnen Wege zu suchen, die sie mit Erfolg in eine zumeist für sie neue Zukunft führen. Dabei gilt es, insbesondere nachfolgende transdiagnostisch bedeutsamen Perspektiven nicht zu übersehen.

- **Psychische Störungen sind existenzielle Krisen.** Psychische Störungen sind keine Ereignisse, die den Verlauf der menschlichen Existenz verändern, sondern sie stellen selbst die Veränderung des Verlaufs einer menschlichen Existenz dar. Sie sind eine Erfahrung, ein Stück Leben, eine Krise, sind also Ereignisse, mit der sich die Person wandelt. Nach einer psychischen Störung ist eine Person nicht mehr dieselbe wie vorher. Abgesehen davon, dass einige akute Symptome wie Angst, Niedergeschlagenheit oder Hilflosigkeit oder durch Belastungen ausgelöste Dissoziationen oder Halluzination spontan auftreten und verschwinden können:

Kommt eine Patientin wegen einer psychischen Störung in Behandlung, muss gesehen werden, dass eine psychische Störung nicht etwas ist, das auftritt, sich entwickelt und verschwindet, sodass alles wieder wird wie vorher. Sie ist kein zufälliger Auswuchs veränderter Hirnprozesse und ebenso wenig ein unerwarteter lasterhafter Umweg in der Lebenslinie. Im Gegenteil ist sie integrierender Bestandteil des Lebens, ist Geschichte, ist menschliches Geschehen, und zwar ein bedeutsamer Teil des menschlichen Geschehens.

Psychische Störungen entstehen und entwickeln sich nicht im leeren Raum. In vielen Fällen stehen sie – jedenfalls wenn man sich die Epidemiologie vor Augen führt – fast immer im Zusammenhang mit existenziellen Krisen aller Art. Und diese Reihe störungskritischer Lebensereignisse scheint, was unterschiedliche Störungen angeht, unendlich zu sein. Die Adoleszenz kann eine dieser Krisen darstellen oder der Beginn physischen und psychischen Verfalls im höheren Lebensalter. Für eine Frau kann die Menopause zur Krise werden. Gelegentlich stellen Geburt und Wochenbett heikle Phasen dar. Auch der Zusammenbruch ideologischer Orientierungen oder tief kränkende Enttäuschungen, Änderungen in kollektiven Systemen oder strukturelle Umbrüche in einer Familie, Veränderungen des materiellen Lebenszusammenhanges, Arbeitslosigkeit, wirtschaftlicher Ruin, weiter die Erfahrung einer Gefangenschaft oder Flucht aus Kriegsgebieten, der Trauer, Beginn oder Ende eines aktiven politischen Engagements, Erfahrungen der Liebe oder der Verlust der Liebe, eine schwere körperliche Krankheit und Invalidität können existenzielle Krisen bedeuten.

In manchen Fällen kann das eine Krise auslösende Ereignis ganz äußerlich und unvorhergesehen auftreten, wie bei einem Trauerfall, im Krieg oder durch traumatisierende Ereignisse. In den meisten Fällen jedoch sind die Betreffenden an der Krisenentwicklung selbst mehr oder weniger beteiligt, ist die Krise das Resultat bereits zuvor bestehender Widersprüche, die Explosion über lange Zeit hinweg negierter Bedürfnisse. Wohl fast immer lässt sich die objektive Seite einer Krise nur schwer von der subjektiven Seite trennen, in der der Mensch seine Krise erlebt, interpretiert und gestaltet. In jeder existenziellen Krise besteht die Gefahr, dass sie dem Subjekt aus der Hand gleitet, dass es die Krise nicht mehr beherrschen kann. An diesem Punkt nimmt das zunehmende Leiden in einer Krise die Merkmale einer psychischen Störung im eigentlichen Sinne an.

- **Psychische Störungen zwischen Entwicklung und Anpassung.** Andererseits: Ein Leben ohne existenzielle Krisen ist niemandem zu wünschen. Im Grunde genommen ist der ein glücklicher Mensch, dem es gelingt, Krisen erfolgreich zu überwinden, durch sie zu wachsen und dabei vielleicht sogar die Prinzipien des vorherigen Lebens infrage zu stellen. Dies jedenfalls lehren uns gesundheitspsychologische Forschungsarbeiten. Nicht jedes Leiden an einer existenziellen Krise führt zur psychischen Störung, sondern es kann zur reifen Fortentwicklung im Lebenslauf wichtige Beiträge liefern. Andererseits kann das Überschreiten der dialektischen Grenze zur psychischen Störung der Preis sein, den man bei einer existenziellen Krise bezahlt. Das verhindert es auch so manches Mal, dass man aus ihr herauskommt, dass man schnell oder glücklich herauskommt.
  Keinesfalls ist ein Übermaß an Leiden und Störungen an und für sich bereits ein Reifungsprozess. Wer glaubt, dass psychische Krisen, Desorientierung oder Depressivität oder allgemeiner das Schlecht-Gehen positive Momente, Gesundheit fördernde Öffnungen und befreiende Momente seien, verfällt einem gefährlichen Irrtum. Befreiend und reifend ist, dass man aus der Krise herauskommt, nicht, dass man in ihr steckt. Die Krise zu nutzen bedeutet, sie überwinden zu können.
  Nur bei einem kleinen Teil der Patientinnen kommt es vor, dass

eine psychische Störung eine Krise von kurzer Dauer ist. Kaum einmal gab es keine vorherigen Störungen, sind keine Nachwirkungen vorhanden. Nur in diesen seltenen Ausnahmen hat die psychische Störung keine Biografie geschrieben und kann abgehakt werden. Das jedoch ist vermutlich eher selten erreichbar. Zumeist erfordert eine psychische Störung nachhaltige Veränderungen im Leben und nimmt auch in einer Behandlung einen gänzlich anderen Verlauf als hin zum Erledigtsein. Die Kontinuität zwischen Wohlergehen und der einsetzenden psychischen Störung bedingt in aller Regel nicht einen ebenso kontinuierlichen Übergang von der Störung zur Heilung. Ein Sprung in Richtung Genesung kann in vielen Fällen nur gemacht werden, wenn sich die Lebensgewohnheiten oder Lebensumstände ändern. Und wie man wiederum bei den Epidemiologen nachlesen kann, stellen die häufigsten Ursachen für Rückfälle oder Chronifizierung zumeist ganz ähnliche Belastungen dar, wie jene, die bereits den Beginn der ersten psychischen Störungen ausgemacht haben. Darauf sollten Patientinnen vorbereitet sein.

▶ **Gelegentlich: nicht erreichbare Hoffnungen.** Häufig hat sich eine Patientin bereits mehr oder weniger mit ihrer Situation arrangiert, was sie natürlich nicht hindert, sich immer wieder an eine Psychotherapeutin oder Ärztin zu wenden. Im Gegenteil: Patientinnen tun es manchmal mit desto größerer Nachdrücklichkeit, je mehr solche Hilfeversuche auch dazu dienen, eine Mitverantwortung an ihrem Zustand von ihnen zu nehmen. Insbesondere die schwereren psychischen Störungen können fast immer unter einem doppelten und kontrastierenden Aspekt betrachtet werden: dem der ursprünglichen existenziellen Krise und dem der Anpassung daran. Vor allem bei der Chronifizierung der auslösenden Faktoren wird sich eine Umgangsweise damit einstellen, in der sich die Betroffene allmählich an ihre psychische Alteration gewöhnt. Die psychische Störung kann sich stabilisieren oder sich langsam verschlimmern, mit der ungelösten Konstellation weiter chronifizieren. Die psychische Abweichung wird gelegentlich sogar zum dominierenden Aspekt des Geschehens, der jegliche Aufmerksamkeit auf sich zieht. Chronifizierung steht in der Gefahr, die lebensweltlichen Aspekte der Störungsentwicklung ganz allmählich aus den Augen zu verlieren.

Häufig sind es auch nicht erreichbare Hoffnungen, welche die Stagnation im Verlauf existenzieller Krisen verursachen. Dieser Sachverhalt ist nicht selten verantwortlich dafür, dass die therapeutische Beziehung selbst in eine ernsthafte Krise entgleitet. Und an dieser Entwicklung sind Psychotherapeutinnen gelegentlich nicht unbeteiligt, z. B. wenn sie Patientinnen glauben lassen, mittels Psychotherapie ließe sich der Bereich zwischen 90 und 100 auf der *Global Assessment of Functioning Scale* (GAF; im DSM-IV-TR beschrieben; American Psychiatric Association 2003) erreichen: *Hervorragende Leistungsfähigkeit in einem breiten Spektrum von Aktivitäten; Schwierigkeiten im Leben scheinen nie außer Kontrolle zu geraten; wird von anderen wegen einer Vielzahl positiver Qualitäten geschätzt; keine Symptome.*

Insbesondere junge und noch wenig erfahrene Therapeutinnen übersehen gelegentlich, dass ihr eigenes psychosoziales Funktionsniveau etwa im Bereich zwischen 60 und 80 der GAF liegt: *Wenn Symptome vorliegen, sind diese vorübergehende oder zu erwartende Reaktionen auf psychosoziale Belastungsfaktoren (z. B. Konzentrationsschwierigkeiten nach einem Familienstreit); höchstens leichte Beeinträchtigung der sozialen, beruflichen und schulischen Leistungsfähigkeit, aber im allgemeinen relativ gute Leistungsfähigkeit, hat einige wichtige zwischenmenschliche Beziehungen.*

Kommt dann die Patientin in die nächste Sitzung und berichtet, sie hätte sich in den vergangenen Tagen nach einem Streit mit dem Ehepartner nicht mehr so recht auf die Arbeit konzentrieren können, sehen einige Anfänger den erfolgreichen Fortgang in der Therapie gefährdet – übersehen, dass ihnen Ähnliches in der zurückliegenden Zeit auch häufiger passiert ist, weil nämlich gelegentliche Befindlichkeitsmängel normale Reaktionen sind. Wenn Therapeutinnen in einer solchen Situation irritiert reagieren, bemerken dies natürlich die Patientinnen – und unterschwellig macht sich der Irrglaube breit, dass am Ende einer Psychotherapie eigentlich eine rundum gesunde und zufriedene Patientin herauskommen sollte, die allen Schwierigkeiten im Leben gewachsen sei. Also: Bitte Vorsicht und nicht vorschnell und unbedacht alltäglich vorkommende Irritationen, Konflikte und Missbefindlichkeiten in den Bereich psychischer Gestörtheit verorten. Wenn Sie als Therapeutin glauben, dass entsprechende Reaktion psychische Störungen mit Behandlungswert sind, dann glauben dies über kurz oder lang auch Ihre Patientinnen.

3 Interventionen

Vorbemerkungen

Den folgenden Interventionen geht jeweils ein Text voraus, der den Therapeutinnen als theoretische Grundlage dient. Den Patientinnen können diese Informationen im Sinne der Psychoedukation vermittelt werden. Die Interventionen sind zwar transdiagnostisch, erfordern jedoch meistens ein Mindestmaß an kognitiver Fitness. Diese Voraussetzung bringt mit sich, dass die komplexeren Interventionen für Patientinnen psychiatrischer Akutstationen ggfs. nicht geeignet sind. Die Indikation muss also für jede Patientin individuell gestellt werden.

Obwohl die Interventionen bestimmten Kapiteln zugeordnet sind *(Biografie, Emotion etc.)*, wirken sie sich natürlich auf verschiedene (wenn nicht alle) psychische Prozesse aus. Gemeinsam ist den Interventionen, dass sie auf eine Verhaltensänderung abzielen und die kognitive und emotionale Flexibilität erhöhen sollen. Es geht also um neue Lernerfahrungen – und Lernen geschieht über Wiederholung. Es ist also nicht langweilig und einfallslos, dieselben Interventionen immer wieder im Verlauf der Therapie oder sogar mehrere Sitzungen am Stück durchzuführen; die Therapeutin erhöht dadurch die Wirksamkeit. Der Umgang mit Gefühlen, alternative Gedanken, neue Verhaltensweisen, werteorientiertes Handeln und Skills sind nur einige Beispiele für Übungen, deren volle Entfaltung Wiederholung voraussetzt.

Interventionen vorstellen, durchführen und nachbesprechen

Die Transparenz im therapeutischen Arbeiten ist ein hohes Gut der modernen Psychotherapie. Auch wenn es manchmal richtig sein kann, eine Intervention spontan durchzuführen (z. B. wenn an einem aktuellen Gefühl gearbeitet werden soll), sollte im Regelfall Folgendes vorher mit den Patientinnen besprochen werden:

- Was sind mögliche Indikationen und Ziele?
- Wie ist der vermutete Wirkmechanismus?
- Was sind die Rollen von Therapeutin und Patientin in der Durchführung?
- Was ist, wenn es der Patientin zu unangenehm wird und sie abbrechen möchte?
- Falls zutreffend, wie soll und darf die Therapeutin bei heftigen Gefühlen oder Dissoziation aufseiten der Patientin reagieren?
- Was sind Befürchtungen und Hoffnungen der Patientin bezüglich der Intervention?

Bei der Durchführung der Intervention müssen Therapeutinnen zwei Bänder gleichzeitig laufen lassen. Zum einen ist es wichtig, mit der Patientin mitzuschwingen und z. B. darauf zu achten, welche kognitiven Muster sie aktiviert, welche Vermeidungsstrategien sie einsetzt oder welche Gefühle sie empfindet. Meist passieren viele Dinge gleichzeitig und einige davon sind den Patientinnen nicht bewusst. Unsere Beobachtungen und auch unsere eigenen Gefühle und Gedanken während der Intervention sind wertvolles Material für die Nachbesprechung. Zum anderen ist es die Verantwortung der Therapeutinnen, darauf zu achten, dass die Interventionen korrekt durchgeführt werden. Das bedeutet nicht, dass keine spontanen Abweichungen erlaubt sind, diese sollten jedoch therapeutisch sinnvoll und im besten Fall auf die vorher vereinbarten Ziele gerichtet sein. Es ist wichtig, sich über den Wirkmechanismus im Klaren zu sein und dafür zu sorgen, dass er greifen kann. Während einer Exposition kann es z. B. indiziert sein, die Patientin prolongiert unangenehme Gefühle aushalten zu lassen, auch wenn sie dabei sichtlich leidet. Wenn die Patientin bei einer imaginativen Regression in die Kindheit zu dissoziieren beginnt, sollte abgebrochen werden oder, noch besser, vorher erlernte Techniken zur Verhinderung dessen eingesetzt werden.

Nach der Intervention können Sie erst einmal durchschnaufen und der Patientin zur guten Arbeit gratulieren. Danach sollten Sie folgende Punkte besprechen:

- Wie hat die Patientin den Prozess erlebt?
- Welche Gedanken, Gefühle und Verhaltensweise konnte sie zu welchem Zeitpunkt beobachten?
- Wie hat sie den Wirkmechanismus wahrgenommen?
- Welche Erkenntnisse nimmt sie daraus in Bezug auf die Ziele mit?
- Welches Experiment für die Zeit zwischen den Stunden kann aus diesen Erkenntnissen abgeleitet werden? Welche neuen Strategien können im Alltag angewendet werden? Und so weiter. Hierauf muss zu Beginn der nächsten Sitzung wiederum Bezug genommen werden.
- War etwas unangenehm, und hätte sie sich gewünscht, dass die Therapeutin etwas anders macht? (Dies ist im Rahmen des Wirkmechanismus zu diskutieren. *Natürlich ist eine Exposition unangenehm ...*)

Wenn mit starken Emotionen gearbeitet wurde, stellen Sie sicher, dass sie gut nach Hause gehen kann, klären Sie Suizidalität ab, und besprechen Sie Strategien, wenn selbstverletzendes Verhalten droht. Tun Sie es auch für sich, damit Sie nachts gut schlafen können.

3.1 Motivation und Therapiegefährdung

3.1.1 Akzeptanz und Bereitschaft: keinen Fuß mehr auf dem Boden

Indikation: Angst, eine Therapie zu beginnen, z. B. aus Angst, sich zu öffnen

Ziele: Einsicht in die Dynamik des eigenen Leids erhalten; Bereitschaft entwickeln, dem inneren Erleben offen zu begegnen

Wirkmechanismus: Neubewerten des inneren Erlebens; Differenzieren zwischen natürlichem und selbstgemachtem Leid

Benötigt: Flipchart oder Stift und Papier

Hierauf achten: Akzeptanz bezieht sich nicht auf *veränderbare* Situationen und Handlungsweisen

Hilfreich vor/nach/mit: Für und Wider einer Therapie abwägen (Kap. 3.1.2); Vermiedene Gefühle aktivieren und zulassen (Kap. 3.3.1); Dysfunktionales emotionsmotiviertes Verhalten erkennen und ändern (Kap. 3.3.3); Radikale Akzeptanz (Kap. 3.4.4); Verhaltensanalyse (Kap. 3.5.1); Exposition (Kap. 3.5.2); Verhaltensaufbau und Verstärkerbilanz (Kap. 3.5.4); Werte und Ressourcen (Kap. 3.9.1)

In der Akzeptanz- und Committmenttherapie (ACT) wird zwischen natürlichem und selbstgemachtem Leid unterschieden (Hayes et al. 1999; Wengenroth 2012). Natürliches Leid gehört unvermeidbar zur menschlichen Existenz und entsteht, wenn wir vor dem Hintergrund der eigenen Lebensgeschichte unter bestimmten Lebensumständen ein werteorientiertes Leben führen. So kann z. B. ein Mensch mit schwierigen Bindungserfahrungen in der Kindheit bei einem Umzug für den Traumjob in eine neue Stadt in der Eingewöhnungsphase viel Angst und Unsicherheit empfinden. Selbstgemachtes Leid entsteht nun, wenn wir versuchen, dieses natürliche Leid zu verhindern. Oft geschieht dies im Rahmen der Vorstellung, dass angeblich gesunde Menschen in der Lage wären, ihre unangenehmen Gefühle und Gedanken abzustellen. Diese Versuche, sich nicht mit dem inneren Erleben zu beschäftigen, führen dazu, dass alles Unangenehme und Gefürchtete immer mehr

Raum einnimmt. Die Vermeidung der Angst macht die Angst noch größer, und der Versuch, Misstrauen durch vermehrte Kontrolle zu bekämpfen, bringt noch mehr Misstrauen hervor. Diese Kontrollstrategien (ACT: *unworkable change agenda*) müssen fast sicher scheitern und senken darüber hinaus häufig auch das Selbstwirksamkeitserleben, da ja nichts klappt, was man versucht, und andere das doch so gut schaffen. Der Versuch, natürlichem Leid mit Vermeidung zu begegnen, bringt also hohe Kosten mit sich. Mögliche Kosten sind eine deutliche Einschränkung im Alltagsleben, zwischenmenschliche Konflikte, Depressionen, Ängste, Zwänge sowie Alkohol- und Drogenkonsum – also übliche initiale Behandlungsgründe. Dass manche Menschen trotzdem an diese Strategien festhalten, liegt daran, dass Kontrolle im äußeren Leben oft gut funktioniert *(Wenn mir das Bild an der Wand nicht mehr gefällt, hänge ich ein neues auf)*, unsere Kultur hohen Wert darauf legt, sich gut zu fühlen, und Verhaltensweisen zur Beseitigung von Leid belohnt *(Ich muss jetzt shoppen, um runterzukommen)*, die Kontrollstrategien scheinbar bei anderen Menschen gut funktionieren und dass sie bei einem selbst manchmal zumindest kurzfristig funktionieren.

Die Antwort der ACT auf diese Akkumulation von Leid lautet Akzeptanz und Bereitschaft. Akzeptanz für jedes innere Geschehen, vor allem das Unangenehme. Akzeptanz bedeutet jedoch nicht Tolerieren von schädlichen aber veränderbaren Umständen oder Verhaltensweisen. Vielmehr versteht die ACT unter Akzeptanz eine offene, nicht-wertende und nicht-ändern-wollende Haltung gegenüber allen Aspekten des Erlebens. Dies trifft insbesondere auf Situationen zu, in denen wir uns unseren Werten entsprechend verhalten und es sich unangenehm anfühlt. Akzeptanz kann auch als Bereitschaft gesehen werden, das innere Erleben anzunehmen und zuzulassen. Wichtig ist, dass Akzeptanz und Bereitschaft eine Alles-oder-nichts-Qualität haben und sich in Handlungen ausdrücken. Laut Hayes et al. (1999) ist das Bereitsein wie Springen mit beiden Beinen in der Luft und nicht wie Gehen, wobei immer ein Fuß am Boden bleibt. Man kann also nicht nur ein bisschen akzeptieren oder bereit sein, und man kann auch nicht warten, bis sich ein Gefühl oder Gedanke der Bereitschaft einstellt – man muss handeln!

Ablauf

1. Besprechen Sie, welche Gefühle und Gedanken in den Personen in den folgenden fiktiven Beispielen entstehen könnten. Dann, welche Konsequenzen jeweils eine niedrige Bereitschaft oder eine hohe Bereitschaft, sich diesen Gefühlen und Gedanken zu öffnen, haben könnte. Diskutieren Sie mit dem Patienten, wie es mit den Menschen in den Beispielen weitergeht. Nehmen Sie dabei Bezug auf alle Lebensbereiche: zwischenmenschliche Beziehungen inklusive Sex, Arbeit und Beruf, Selbstverwirklichung, Hobbies, Gesundheit, Zufriedenheit etc.
   - Paul ist 42 Jahre alt und hat einen bisher unerfüllten Kinderwunsch. Als seine 38-jährige Frau endlich schwanger ist, sprechen sie voller Vorfreude viel mit ihren Freundinnen und Freunden, die schon Eltern sind, über die Zukunft. Im dritten Monat jedoch verliert sie das Kind überraschend.
   - Julia ist Schreinermeisterin mit Leib und Seele und hat eine gute laufende Werkstatt. Bei einem Mountainbikeunfall verletzt sie sich so schwer am Rücken, dass sie nicht wieder in ihren Beruf zurückkehren kann.
   - Karl ist 13 Jahre alt, als seine Eltern bei einem Autounfall sterben.
2. Bitten Sie den Patienten, eine ähnliche Geschichte über sich zu erzählen. Falls er dies nicht kann oder nicht will, fragen Sie, ob Sie ein bisschen unterstützen oder gar selbst einen Versuch wagen dürfen. Vielleicht haben Sie schon eine Ahnung, wo es im Leben des Patienten einen Knackpunkt gab. Gehen Sie von hier aus und besprechen Sie, wie die geringe Bereitschaft des Patienten die aktuelle Situation, in der er sich nicht mehr selbst zu helfen weiß, mit hervorge-

bracht haben könnte. Notieren Sie die Konsequenzen stichpunktartig am Flipchart unter *geringe Bereitschaft*. Am besten ist natürlich, wenn der Patient all dies selbst erarbeitet.

3. Erarbeiten Sie mit dem Patienten, wie es auch hätte weitergehen können, wenn er eine hohe Bereitschaft für sein inneres Erleben gezeigt hätte, und notieren Sie dies unter *hoher Bereitschaft*. Wichtig ist hier, Handlungen zu identifizieren. Kommen hier Einwände, dass man bei hoher Bereitschaft z. B. von der Angst überflutet worden wäre, erinnern Sie noch einmal, dass die Gefühle vor allem durch die Vermeidung so bedrohlich zu werden scheinen.
4. Besprechen Sie, welche der Handlungen unter *hohe Bereitschaft* bis zur nächsten Sitzung ausprobiert werden können.

Literatur: Wengenroth (2012)

3.1.2 Für und Wider einer Therapie abwägen: Lohnt sich das?

Indikation: Ambivalenz gegenüber dem Beginn einer Therapie

Ziele: Verstehen, welche möglichen Kosten und Gewinne eine Therapie mit sich bringt; eine informierte Entscheidung treffen können

Wirkmechanismus: Gemeinsame Entscheidungsfindung; Verantwortungsübernahme durch die Patientin

Hierauf achten: Die Patientin nicht subtil überreden, eine Therapie zu machen

Benötigt: Flipchart oder Stift und Papier

Hilfreich vor/nach/mit: Akzeptanz und Bereitschaft (Kap. 3.1.1); Metaphern für den therapeutischen Prozess (Kap. 3.1.3); Das konstruierte Selbst (Kap. 3.4.3); Verhaltensanalyse (Kap. 3.5.1); Der weise Narr: sich selbst beraten und Entscheidungen treffen (Kap. 3.6.4); Sitze ich gut (im Leben)? (Kap. 3.9.3)

Patientinnen haben das Recht, einer Therapie skeptisch gegenüberzustehen. Psychotherapie ist für die meisten Menschen etwas völlig Unbekanntes und manche Patientinnen ziehen vielleicht das bekannte Unbehagen dem therapeutischen Unbekannten vor. Andererseits wären die Patientinnen nicht bei Ihnen, wenn nicht sie selbst oder jemand anderes der Meinung wäre, dass Hilfe nötig ist. Psychotherapie ist mit nicht monetären Investitionen für die Patientinnen verbunden. Anfangs kann es zu einer Phase der Verschlimmerung oder Verwirrung kommen und Lebensumstände können sich substantiell ändern. *Wasch mich, aber mach mich nicht nass* ist daher eine nicht seltene Haltung. Ist diese Ambivalenz stark genug, um die Therapie zu gefährden, sollten Sie darauf eingehen. Wägen sie das Für und Wider einer Psychotherapie ab. Dadurch bekommt die Patientin das Gefühl, eine informierte Entscheidung zu treffen, und ist von Anfang an in den therapeutischen Prozess mit einbezogen. Sie selbst können dabei auch Offenheit und eine nicht-wertende Haltung üben, wenn Sie eigentlich gerne die Patientin dazu drängen möchten, eine Therapie zu beginnen.

Ablauf

1. Schreiben Sie auf den Flipchart *Soll ich eine Therapie beginnen?* und ziehen darunter je ein Spalte für Pro und Contra.
2. Sammeln Sie nun mit der Patientin zusammen alles, was Ihnen einfällt. Seien Sie dabei so konkret wie möglich (z. B. *Ich hätte weiterhin Angst, dass mein Mann sich von mir trennt*). Machen Sie selbst ruhig Vorschläge, aber versuchen Sie nicht, die Patientin in eine Richtung zu beeinflussen, sein Sie aber nicht zurückhaltend mit den

möglichen positiven Effekten, die eine erfolgreiche Therapie mit sich bringt. Manche Argumente können schwerer wiegen als andere. Diese können farbig hervorgehoben werden.

3. Diskutieren Sie das Endergebnis mit der Patientin. Wie fühlt sie sich nun damit? Hat sich ihr Gefühl geändert? Hat sie den Eindruck, jetzt besser Bescheid zu wissen, was sie erwartet?
4. Besprechen Sie, dass sie selbst die Verantwortung für sich hat und Sie ihr nur eine Empfehlung aussprechen können.
5. Die Patientin kann sich ein Foto der Spalten machen und unter der Woche weiter darüber nachdenken und mit anderen darüber sprechen, ob sie die Therapie beginnen sollte.

3.1.3 Metaphern für den therapeutischen Prozess: das Boot auf das Wasser setzen

Indikation: Geringe Bereitschaft oder Angst davor, Verantwortung zu übernehmen und sich auf den therapeutischen Prozess einzulassen

Ziele: Motivation entwickeln, Verantwortung für die Therapie zu übernehmen und Kosten für Veränderung in Kauf zu nehmen

Wirkmechanismus: Metaphern helfen, sich selbst zu reflektieren und Vorschläge zur Verhaltensänderung anzunehmen

Hierauf achten: Ausgiebig besprechen, was der Übertrag der Metapher auf die Situation der Patientin konkret bedeutet

Hilfreich vor/nach/mit: Für und Wider einer Therapie abwägen (Kap. 3.1.2); Die eigene Geschichte wichtig nehmen (Kap. 3.6.2); Sitze ich gut (im Leben)? (Kap. 3.9.3)

Manchmal kommen Patientinnen mit bestimmten Vorstellungen in die Therapie. Wie bei einer somatischen Ärztin erhoffen sie sich vielleicht, geheilt zu werden, ohne selbst etwas tun zu müssen. Ein wichtiger Punkt, den Patientinnen im Laufe eine Therapie verstehen sollten, ist, dass nur sie selbst für sich verantwortlich sind. Solange wir nicht geistig ernsthaft beeinträchtigt sind (und selbst dann ist die Lage nicht so klar), kann keine Therapeutin, Partnerin, Freundin oder Chefin uns die letztendliche Verantwortung für unser Leben und unsere Entscheidungen abnehmen. Diese Tatsache dürfen wir auch selbst nicht vergessen: Wir sind nicht verantwortlich dafür, die Patientinnen zu retten. Stattdessen versteht sich die Psychotherapie als kollaboratives Unternehmen. Die Patientin bringt das Wissen über sich und ihre Symptome mit, Sie über die Krankheitsmodelle und die Behandlung, und gemeinsam begeben Sie sich auf die therapeutische Reise. Gehen muss die Patientin aber selbst, auch wenn das für manche ungewohnt ist und vielleicht sogar Angst bereitet.

Ablauf

Folgende drei Methapern für den therapeutischen Prozess können Sie der Patientin vorlesen oder in paraphrasierter Form präsentieren. Besprechen Sie in Ruhe, welche Aspekte der Situation der Patientin sich in der Symbolik der jeweiligen Geschichte widerspiegelt. Die dritte Geschichte ist aus der Dialektisch-Behavioralen Therapie (DBT) und lässt sich besonders gut bei Persönlichkeitsstörungen anwenden.

- Wenn Patientinnen nicht gerne Verantwortung übernehmen möchten: *Der therapeutische Prozess lässt sich mit einer Bergwanderung vergleichen. Ich, die Therapeutin, bin dabei die Bergführerin, und Sie sind die Wanderin, die sich auf den Weg zum Gipfel gemacht hat. Ich kenne mich gut mit Wandern und Bergen im Allgemeinen aus, weiß, welche Ausrüstung man braucht und wie man am besten auf einen Gipfel kommt. Sie sind die Spezialistin für Ihre Fähigkeiten im Klettern und kennen Ihre individuellen Stärken und Schwächen. Sie wählen den Berg aus, auf den Sie steigen wollen, und Sie kennen diesen Berg auch am besten. Auf dem Weg wird es tiefe Bergspalten und steile Aufstiege geben. Als Bergführerin weiß ich, wie man diese Hin-*

dernisse überwinden und zum Gipfel gelangen kann. Den Weg gehen und die schwierigen Stellen überwinden müssen Sie jedoch selbst. Das kann Ihnen niemand abnehmen. Und ich bin dabei an Ihrer Seite. Damit alles gut gelingt, ist es wichtig, dass Wanderin und Bergführerin sich gegenseitig vertrauen und aufeinander verlassen können. Da die beiden auch viel Zeit miteinander verbringen, müssen Sie vor der Wanderung klären, ob sie sich genug mögen, um miteinander aufzubrechen.

- Wenn Patientinnen Angst vor Veränderung haben oder keine Kosten für Veränderung in Kauf nehmen möchten: *Man kann Psychotherapie mit einer Seefahrt vergleichen. Man verlässt den Heimathafen, den man so gut kennt, und wagt sich auf das offene Meer. Das Ziel ist vielleicht weit weg, und man kann sich gar nicht vorstellen, dass man jemals dort ankommt. Wenn ein Schiff sich auf die Reise macht, weiß man nicht genau, was passieren wird. Man muss ehrlich zugeben, dass so ein Abenteuer auch Risiken mit sich bringt. Es besteht die Gefahr, dass ein Sturm die Masten bricht und das Schiff auf Grund läuft oder vom Kurs abkommt. Das stimmt. Und auf der anderen Seite besteht eine hohe Wahrscheinlichkeit, dass man unterwegs wunderbare neue Länder entdeckt, tolle Menschen kennenlernt und Erfahrungen macht, die einen wachsen lassen. Wenn man am Ziel ist, spürt man, dass man stark und mutig genug ist, um so eine große Fahrt zu meistern. Eine Reise über das offene Meer kann anfangs Angst machen, weil vielleicht etwas schiefgehen kann. Ohne die Bereitschaft, diese Angst mit auf die Fahrt zu nehmen, wird man jedoch nie diese bereichernden neuen Erfahrungen machen. Das eine ist vom anderen nicht zu trennen!*
- Wenn akute Probleme immer wieder vom Wesentlichen ablenken: *Stellen Sie sich vor, Sie sitzen in einer tiefen Grube, aus der Sie selbst nicht herauskommen. Auf dem Boden dieser Grube sind all Ihre Probleme und was Ihnen Sorgen bereitet. Deswegen haben Sie sich in Therapie begeben. Aus der Grube hinauf an die Oberfläche führt eine Leiter aus Eisen. Am Ende der Leiter stehe ich, die Therapeutin.*

Das Ziel der Therapie ist eigentlich, dass Sie es aus der Grube herausschaffen. Nun brechen in der Grube aber immer wieder Feuer aus, also neue Probleme, die im Alltag passieren und dann plötzlich sehr groß werden. Ein Konflikt in der Partnerschaft, Schwierigkeiten in der Arbeit, Krankheit und so weiter. Ich kann Ihnen immer wieder, in jeder Sitzung, Eimer voller Wasser nach unten reichen, und Sie löschen die Feuer, sobald sie sich entzünden. Dann kommen Sie jedoch nicht aus der Grube heraus, weil Sie gar keine Zeit haben, die Leiter zu benutzen. Wenn wir uns nicht um die Feuer kümmern, brennen diese weiter vor sich hin. Da die Leiter aus Eisen ist, wird sie sich mit der Zeit ziemlich erhitzen, vielleicht sogar, bis sie rot glüht. Über diese Leiter müssen Sie nach oben klettern. Das wird weh tun, und es ist fies und ungerecht, dass Sie so viel aushalten müssen, nur um normal auf der Oberfläche leben zu können. Aber es ist unmöglich, aus der Grube zu kommen, wenn wir uns immer wieder nur um die Feuer dort unten kümmern. Besser wäre, wir schauen einmal nach, was Sie wirklich brauchen, um diese heiße Leiter hochzuklettern.

3.1.4 Psychohygiene für Therapeuten: Die Zeit nehme ich mir

Indikation: Müdigkeit, Frustration und innere Distanzierung beim Therapeuten

Ziele: Konkrete Vorstellung darüber gewinnen, womit mehr und womit weniger Zeit verbracht werden könnte

Wirkmechanismus: Aufzeigen von Diskrepanzen zwischen Ist- und Wunschzustand im Zeitmanagement

Hierauf achten: Auch wirklich etwas verändern nach der Übung!

Benötigt: Stift und Papier

Dieses Kapitel beschreibt keine Intervention zur Anwendung in der Therapiestunde, sondern soll eine Anregung und Hilfe für Therapeuten sein, sich um ihre eigene Psychohygiene zu kümmern. Im Bereich der psychischen Gesundheit Tätige sind besonders anfällig für Burn-out (Leiter & Harvie 1996) und *compassion fatigue* (Figley 2002). *Compassion fatigue* beschreibt die psychischen Kosten empathischer und emotionaler Arbeit. Wer sich in einen leidenden Menschen hineinversetzt, leidet ebenfalls, und das frisst auf die Dauer Ressourcen und Energie. Da ist es nicht überraschend, dass einer der stärksten pathogenen Faktoren für Burnout und *compassion fatigue* die *case-load* ist, also die reine Zahl an Patientenstunden, die Therapeuten in der Woche ableisten (Figley 2002; Leiter & Harvie 1996). Der sekundäre Stress der Empathie kann über einen längeren Zeitraum dazu führen, dass Therapeuten sich innerlich von ihrer Arbeit distanzieren, müde werden, an sich selbst zweifeln und am Ende weder für sich noch für ihre Patienten da sind.

Natürlich machen es wirtschaftliche und arbeitsplatzbedingte Gründe häufig schwer, weniger Patientenstunden zu leisten. Sicherlich lässt sich aber an den Umständen etwas ändern. Häufig fragt man sich, wo eigentlich die ganze Zeit geblieben ist, in der man doch so viel erledigen und erleben wollte. Zeit, sich einmal genau anzuschauen, wie wir die Woche tatsächlich so verbringen, uns zu überlegen, wie wir sie uns eigentlich wünschen, und daraus Schlüsse zu ziehen. Ein erholter und präsenter Therapeut kommt schließlich auch den Patienten zu Gute.

Ablauf

1. Zeichnen Sie einen großen Kreis auf ein Blatt Papier und schreiben darüber *So ist es gerade*. Dieser Kreis repräsentiert alle Zeit, die Sie innerhalb einer Woche zur Verfügung haben. Tragen Sie nun prozentual ein, wie viel Zeit Sie in etwa mit Patientenstunden, Dokumentation, Vor- und Nachbereitung der Therapie, Haushalt, Partnerschaft

und Familie, Sport und Bewegung, Schlaf, Freundschaften und Interessen verbringen. Wenn Ihnen noch andere Bereiche wichtig erscheinen, nehmen Sie diese hinzu. Für eine bessere Übersicht können Sie die Bereiche in verschiedenen Farben markieren. Dieser Kreis soll den aktuellen Zustand so gut wie möglich abbilden.

2. Schauen Sie sich die Verteilung gut an. Womit verbringen Sie die meiste Zeit, womit die wenigste? Was überrascht Sie an der Darstellung und was haben Sie schon geahnt? Wie fühlt es sich an, seine Lebenszeit so verteilt zu sehen? Was bedeutet dies für die Menschen in Ihrem Leben?
3. Zeichnen Sie einen zweiten Kreis und schreiben darüber *So wünsche ich es mir*. Füllen Sie diesen Kreis nun nach der gleichen Art wie oben aus, nur dass Sie die Anteile so vergeben, wie Sie es sich eigentlich wünschen. Wichtig ist, realistisch zu bleiben. Nur Urlaub zu machen und keine Arbeit mehr zu leisten, ist natürlich nur möglich, wenn Sie nicht auf das Geldverdienen angewiesen sind.
4. Schauen Sie sich wieder die Verteilung gut an. Was würden Sie gerne häufiger machen und was seltener? Wie fühlt sich die Vorstellung an, so sein Leben zu leben? Was würde sich für die Menschen in Ihrem Leben ändern?
5. Betrachten Sie nun die Diskrepanzen. Können Sie Zeitkontingente von einem Bereich in einen anderen verschieben?
6. Wie würde das konkret aussehen, wenn Sie z. B. weniger Zeit mit Dokumentieren und stattdessen mehr mit Sport verbringen möchten? Welche Schritte sind dazu nötig? Wer kann Sie dabei unterstützen (z. B. andere Therapeuten nach deren Dokumentation fragen)? Gibt es geeignete Hilfsmittel (z. B. eine Software)?
7. Machen Sie sich einen Plan, wie Sie die konkreten Schritte umsetzen möchten.
8. Tun Sie es!

Zusatz: Die Übung lässt sich auch gut mit Patienten durchführen, wenn es um Ressourcen, Burn-out, Work-Life-Balance und ähnliche Fragen geht. Abbildung 1 zeigt das Beispiel eines ausgefüllten Kreises für den Ist-Zustand.

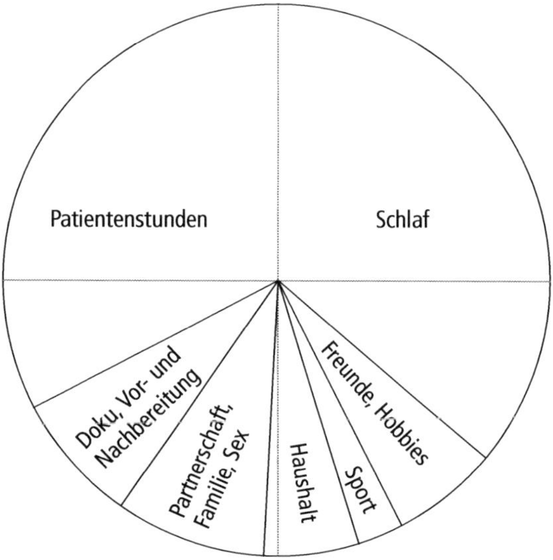

Abb. 3-1 Beispiel für den Ist-Zustand der Zeitverteilung eines Psychotherapeuten

3.2 Biografie

3.2.1 Die Herkunftsfamilie aufstellen: Ich im System

Indikation: Besondere Relevanz der Familiensituation für die Behandlung; Wunsch des Patienten

Ziele: Die eigene Rolle in der Familie und die Familiendynamiken besser verstehen

Wirkmechanismus: Visualisieren der Beziehungen und Dynamiken zwischen den Familienmitgliedern

Hierauf achten: Das Familiensystem nicht zu komplex werden lassen

Benötigt: Figuren oder Symbole für die Familienmitglieder und -prozesse; zur Not Stift und Papier

Hilfreich vor/nach/mit: Übertragungshypothesen (Kap. 3.2.3); Familienmotto (Kap. 3.2.4); Alte Gefühle im Hier und Jetzt verändern (Kap. 3.3.4); Glaubenssätze (Kap. 3.4.1); Das konstruierte Selbst (Kap. 3.4.3); Die eigene Geschichte wichtig nehmen (Kap. 3.6.2); Begegnung mit Verstorbenen und Verschollenen (Kap. 3.6.3); Grenzen ziehen (Kap. 3.7.3); Rollenspiel (Kap. 3.7.4)

Es muss kaum erwähnt werden, dass die Herkunftsfamilie uns auf vielerlei Weise beeinflusst. Selbstwert, romantische Beziehungen, Verhaltensmuster und unsere Rollen in sozialen Systemen sind nur ein paar der Variablen, die wesentlich durch unsere Erfahrungen (als Kinder) in der eigenen Familie geprägt sind. Häufig reproduzieren wir diese alten Muster im Hier und Jetzt. Am Arbeitsplatz, mit dem Partner und mit Freunden finden wir uns manchmal in Rollen wieder, die sich bekannt anfühlen. Familienaufstellungen und Skulpturarbeit können helfen, diese impliziten Prozesse sichtbar und direkt erfahrbar zu machen. Üblicherweise nutzt bei Familienaufstellungen der Einzelne eine Gruppe (nicht die eigene Familie), um ein bestimmtes System oder eine Frage zu betrachten. Skulpturarbeit wird dagegen mit der Familie selbst angewandt, um Prozesse nonverbal erlebbar zu machen. Für das Einzelsetting bedarf es daher einer Adaption dieser Methoden, z. B. in Form des Familienbretts. An die Stelle der echten Menschen treten Symbole. Das können Legomännchen, Spielzeugtiere, Puppen oder andere Figuren sein. Auch die Prozesse zwischen den Menschen können durch Gegenstände dargestellt werden, ein roter Stein könnte z. B. für Liebe stehen. Hilfreich ist es, wenn Sie einen kleinen Fundus an solchen Dingen haben.

Die Aufstellungen sind eine potente Intervention, da sie einerseits komplexe und implizite Prozesse sichtbar machen, die Vergangenheit in die Gegenwart holen können, erlebnisbasiert und emotionsaktivierend sind und Veränderungen und Lösungen aufzeigen. So können der Ist-Zustand und anschließend der entsprechende Wunsch-Zustand aufgestellt werden. Gleichzeitig verdeutlichen Aufstellungen die Auswirkungen von einschneidenden Ereignissen. Wie war z. B. die Familienkonstellation vor und nach dem Auszug des Vaters?

Ablauf

1. Klären Sie mit dem Patienten die Situation (z. B. Was war meine Rolle bei Konflikten zwischen den Eltern?) oder den Zeitpunkt (z. B. Wie hat sich meine Rolle nach der Geburt meiner Schwester verändert?), die aufgestellt werden sollen. Möglich ist auch, die Familiendynamik im Allgemeinen aufzustellen.
2. Lassen Sie den Patienten die entsprechenden Symbole auswählen. Idealerweise ist das System nicht zu komplex, das heißt, es sind nicht zu viele Akteure beteiligt. Die Eltern und Geschwister sollten auf jeden Fall dabei sein und, falls zutreffend, andere wichtige Bezugspersonen. Auch Verstorbene aus diesen Personengruppen sollten aufgestellt werden. Sind keine Figuren zur Hand, können die Namen der einzelnen Personen auf Papier geschrieben werden. Ein Pfeil deutet die Blickrichtung an.
3. Die Auswahl der Symbole gibt schon einen ersten Hinweis auf die vom Patienten empfundene Rolle der Familienmitglieder. Weitere

Prozesse können nun durch die Beeinflussung verschiedener Variablen dargestellt werden:

- Die *Nähe* zwischen den Figuren zeigt Bündnisse und Intimität, aber auch Kälte und Distanz an.
- Die *Blickrichtung* der Figuren verdeutlicht, wer auf wen bezogen war und wer sich von wem abgewendet hat.
- Die *Höhe* einzelner Figuren symbolisiert Machtverhältnisse. Figuren mit Autorität können z. B. auf einen Sockel gestellt werden.

4. Besprechen Sie mit dem Patienten, wie es sich anfühlt, das System so aufgestellt zu sehen? Stimmt es mit dem ursprünglichen Gefühl für die Situation überein? Muss noch etwas verändert werden?
5. Was bedeutet diese Aufstellung nun in Bezug auf die ursprüngliche Frage? Sind vielleicht neue Aspekte aufgetaucht? Wie wird die eigene Rolle wahrgenommen?
6. Überlegen Sie, wie der Transfer dieser Erkenntnisse auf Situationen und Lebensbereiche im Hier und Jetzt aussieht. Findet der Patient sich z. B. auf der Arbeit in ähnlichen Konstellationen wieder? Was könnten sinnvolle Verhaltensänderungen basierend auf diesen Erkenntnissen sein?

Wenn es um eine Vorher-Nachher-Situation oder die Veränderung von einem Ist- zu einem Wunsch-Zustand geht:

7. Bitten Sie den Patienten, die entsprechenden Änderungen im System vorzunehmen. Besprechen Sie, wie sich die zweite Situation anfühlt? Was hat sich geändert? Welche neuen Aspekte fallen auf?
8. Punkt 6. wird erst hier durchgeführt.

Zusatz: Sie können im Anschluss auch Interaktionen des Patienten mit anderen Mitgliedern des Systems im Rollenspiel (Kap. 3.7.4) oder imaginativ (Kap. 3.6.3) durchführen. Dies kann besonders hilfreich sein, um schon vergangene Situationen zu reskripten oder mit Personen zu sprechen, mit denen es nicht mehr möglich ist, weil sie verstorben sind. Verdeutlichen Sie im Rollenspiel, dass Sie die Rolle wechseln und nicht mehr Therapeutin sind. Holen Sie sich vorher die Erlaubnis, etwas in der Rolle sagen zu dürfen, falls es sich richtig anfühlt. Hier bietet sich eine gute Möglichkeit, Verständnis und Wohlwollen zwischen den Parteien zu wecken. Wenn Sie den Vater spielen, der nach der Scheidung ausziehen musste, können Sie erklären, dass Sie sich überfordert gefühlt haben und nicht der Vater waren, der Sie eigentlich sein wollten. Hier gilt es zu beachten, nicht über das Ziel hinauszuschießen, vor allem, wenn die aktuelle Beziehung zwischen den Parteien sehr konfliktreich ist.

In der Gruppe können andere Gruppenteilnehmer Stellvertreter für die Mitglieder werden. Dies ist wahrscheinlich stärker emotionsaktivierend und bedarf ausgiebiger Nachbereitung.

Literatur: Von Schlippe und Schweitzer (2017)

3.2.2 Die Lebenslinie legen: Mein Weg bis hierher

Indikation: Biografische Anamnese; Es-war-immer-schon-alles-schlimm-Haltung; mangelnde Einsicht in Ressourcen

Ziele: Die Störung biografisch einordnen; Bewusstsein schaffen für die wechselhafte Natur des Lebens; Ressourcenaktivierung

Wirkmechanismus: Visualisieren des eigenen Lebenslaufes; Einsicht, dass sich gute und schlechte Phasen abwechseln

Hierauf achten: Sich Zeit nehmen für die einzelnen Stationen und Phasen; auf die dazugehörigen Gefühle und Gedanken eingehen

Benötigt: Schnur oder Seil; Symbolgegenstände; Stift und Papier, am besten verschiedene Farben; zur Not nur Stift und Papier

Hilfreich vor/nach/mit: Das konstruierte Selbst (Kap. 3.4.3); Radikale Akzeptanz (Kap. 3.4.4); Exposition (Kap. 3.5.2); Verhaltensaufbau und Verstärkerbilanz (Kap. 3.5.4); Die eigene Geschichte wichtig nehmen (Kap. 3.6.2); Werte und Ressourcen (Kap. 3.9.1)

Die Lebenslinie ist eine simple Übung, die mehreren Zwecken dient. Der Patientin erlaubt sie, einen Blick auf das große Ganze zu werfen, den Lebensweg bis heute zu betrachten. Gerade wenn Patientinnen den Eindruck haben, ihr Leben sei immer nur schmerzvoll gewesen, kann die Lebenslinie gute Phasen, Erfolge und schöne Begegnungen zutage fördern und dem Leid etwas an die Seite stellen. Die Lebenslinie erinnert also daran, was die Patientinnen Schönes erleben durften und was sie geschafft haben. Auch das kann ein Gefühl von Stärke vermitteln: *Ich bin immer noch da!* Auf diesen schlummernden Ressourcen und dem Gefühl der Stärke kann im Therapieverlauf aufgebaut werden.

Für Therapeuten ist die Lebenslinie diagnostisch interessant. Auf einen Blick bekommen wir das ganze Leben der Patientinnen gezeigt bzw. das Leben, wie es sich für sie heute darstellt.

Ablauf

1. Bitten Sie die Patientin, das Seil oder die Schnur am Boden auszulegen. Dies kann zum Beispiel in einer Spirale von innen nach außen geschehen oder in einer Geraden von links nach rechts. Geben Sie der Patientin bei dieser Übung in der Gestaltung so viel Spielraum wie möglich.
2. Bieten Sie der Patientin Ihren Fundus an Symbolen und (verschiedenfarbigen) Papier an. Hieraus soll sie nun wählen, um folgende Anker auf der Linie zu markieren:
   - Wichtige angenehme und unangenehme *Ereignisse*
   - Besondere *Menschen* und *Begegnungen*
   - Phasen, in denen bestimmte *Gefühle* wichtig waren

- Phasen, in denen prägende *Leit-* und *Glaubenssätze* aktiviert wurden

3. Die Seilführung kann ebenfalls dazu verwendet werden, verschiedene Phasen zu markieren. Gab es z. B. eine Zeit der Neuorientierung; drückt sich dies vielleicht durch viele Windungen im Seil aus?
4. Bitten Sie die Patientin, einen Schritt zurückzutreten und die Linie in ihrer Gesamtheit zu betrachten. Wie fühlt sich das an? Ein volles Leben mit Aufs und Abs, Begegnungen und Trennungen, schönen und schmerzvollen Erfahrungen. So ein richtiges Menschenleben!
5. Gehen Sie nun gemeinsam die einzelnen Stationen ab. Geben Sie der Patientin Zeit, dort zu verweilen und den Spuren dieser Phasen nachzuspüren. Was ist davon heute noch übrig? Wie stark sind die Erinnerungen? Ist der Glaubenssatz noch aktiv? Was war fast schon vergessen und ist es wert, sich zu vergegenwärtigen?
6. Achten Sie darauf, wie die Patientin über die Ereignisse und Phasen spricht. Fällt sie immer wieder Schwarz-weiß-Urteile? Versuchen Sie, dem ein paar Graustufen hinzuzufügen.
7. Vielleicht gibt es Ereignisse im Leben der Patientin, über die sie (noch) nicht sprechen möchte. Dies gilt es natürlich zu respektieren, Sie können sich dazu aber eine (mentale) Notiz machen.
8. Überlegen Sie, ob sich daraus etwas für die Zeit zwischen den Therapiestunden ableiten lässt. Eine schlummernde Ressource wiederbeleben, einen alten Kontakt aufleben lassen, vermiedene Fotos und Briefe durchschauen oder einfach den Spuren der Vergangenheit und der Fülle des eigenen Lebens nachspüren.

Zusatz: Geht es Ihnen vor allem um den diagnostischen Aspekt, kann die Lebenslinie auch als Übung zwischen den Stunden durchgeführt werden. Abbildung 2 zeigt eine Möglichkeit dafür.

Ihr Name ______________________
Datum ___.___.______

Lebenslinie

Zeichnen Sie Ihre Lebenslinie von Ihrer Geburt bis zum heutigen Tag. Je weiter oben die Linie verläuft, umso höher war Ihr Wohlbefinden. Kennzeichnen Sie wichtige Ereignisse mit einem Symbol. Dazu gehören Momente des Glücks, der Trauer, als Sie etwas Großes erreicht haben oder einmal gescheitert sind, Wendepunkte, Richtungswechsel, Verluste und alles, was für Sie in Ihrem Leben wichtig war. Verwenden Sie zum Beispiel ↯ für ein schwieriges Ereignis und ☆ für ein schönes.

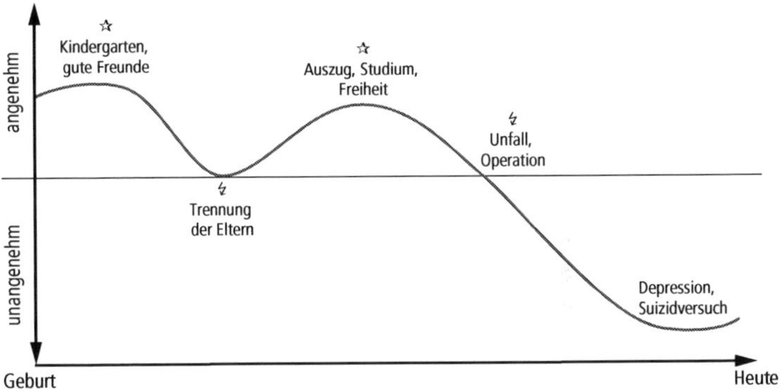

Abb. 3-2 Lebenslinie einer Patientin

3.2.3 Übertragungshypothesen: Du sollst nicht …

Indikation: Signifikanter Einfluss prägender Bezugspersonen in Kindheit und Jugend auf heutiges dysfunktionales Verhalten

Ziele: Art und Auftreten der Übertragungen erkennen; Ansatzpunkte für Verhaltensänderung finden

Wirkmechanismus: Bewusstmachen der Übertragungsmuster aus der Vergangenheit und ihrer Auswirkungen heute

Hierauf achten: Die Sache nicht zu kompliziert machen mit zu vielen Personen oder Hypothesen

Benötigt: Flipchart oder Stift und Papier

Hilfreich vor/nach/mit: Die Herkunftsfamilie aufstellen (Kap. 3.2.1); Familienmotto (Kap. 3.2.4); Alte Gefühle im Hier und Jetzt verändern (Kap. 3.3.4); Glaubenssätze (Kap. 3.4.1); Selbstverstärkung (Kap. 3.5.3); Die eigene Geschichte wichtig nehmen (Kap. 3.6.2); Interpersonelle Diskriminationsübung (Kap. 3.7.1); Grenzen ziehen (Kap. 3.7.3); Rollenspiel (Kap. 3.7.4); Unkonditionaler Selbstwert (Kap. 3.9.2); Eigenlob duftet (Kap. 3.9.4)

Selbstverständlich haben die bewussten und unbewussten Botschaften, die wir in Kindheit und Jugend von wichtigen Menschen in unserem Leben empfangen, eine große Auswirkung auf unser Denken, Fühlen und Handeln im Hier und Jetzt. Diese Beziehungserfahrungen können in manchen Lebensbereichen wie eine Brille wirken, durch die wir die Welt sehen. Implizite Überzeugungen wie *So sind nun einmal Männer, Ich habe einfach nicht das Recht, mich zu wehren* oder *Ich verdiene mehr Anerkennung als andere* können Beispiele für diesen Prozess sein.

In dieser Übung geht es darum, sich dieser in vergangenen Beziehungen gelernten Botschaften klar zu werden und zu erforschen, wie sie heute immer noch in der Übertragung aktiv werden. Dies kann als Erwartung oder Befürchtung in bestimmten Alltagssituationen, die an die Schlüsselsituationen erinnern, geschehen. Soll diese Intervention zunächst dysfunktionale Übertragungen offenlegen, kann sie ebenso ressourcenaktivierend eingesetzt werden. Von wem habe ich gelernt, hilfsbereit und offen zu sein, woher kommt mein Einfühlungsvermögen? Manchmal ist die Grenze zwischen dysfunktionaler Übertragung und Ressource auch nicht klar, bilden doch schwierige Eltern häufig besondere Fähigkeiten in ihren Kindern aus. Dieses Potential der Patientinnen sollte dann gewürdigt werden.

Ablauf

1. Sammeln Sie mit der Patientin die wichtigsten Bezugspersonen aus der Kindheit. Üblicherweise sind das die Eltern und Geschwister, es können aber auch Verwandte, Freunde der Familie oder Peers sein. Wichtig ist, dass der Einfluss der Personen als prägend erlebt wurde. Es sollten nicht mehr als ein bis zwei Personen pro Sitzung besprochen werden.
2. Überlegen Sie nun gemeinsam für jede der Personen, wie diese sich in den folgenden Bereichen gegenüber der Patientin verhalten hat. Dazu ein paar beispielhafte Impulsfragen.
   - Nähe und Intimität: *Wurden Sie von der Person in den Arm genommen? Von wem ging die Nähe aus? Fanden Sie die Nähe angenehm? Hat die Person Ihre Intimsphäre respektiert? War die Nähe bedingungslos?*
   - Ausdruck von Bedürfnissen und Emotionen: *Konnten Sie immer sagen, was Sie gefühlt und gebraucht haben? Haben Sie sich mit heftigen Gefühlen allein gelassen gefühlt? Hat die Person sich für Sie interessiert? Konnten Sie gemeinsam ausgelassen und entspannt sein?*
   - Autonomie und Grenzen: *Hat die Person Sie Dinge versuchen lassen und motiviert, Dinge selbst auszuprobieren? Wurde Ihnen alles abgenommen, sobald es komplizierter wurde? Durften Sie sagen, wenn Sie etwas nicht wollten, und wurde dies respektiert? Hat die Person Ihnen Grenzen gesetzt, wenn Sie wirklich über das Ziel hinausgeschossen sind?*
   - Fehler und Versagen: *War es erlaubt, etwas nicht zu können oder zu schaffen? Wie reagierte diese Person bei Fehlern von Ihnen? Wurden Sie gelobt, wenn Sie etwas geschafft haben, und auf welche Art wurden Sie belohnt? Gab es Strafen für Versagen und wie sahen diese aus?*
   - Wut, Trauer, Angst, Unzufriedenheit und andere unbeliebte Gefühle: *Gab es Strafen für diese Gefühle oder waren sie verboten? Wurde sich lustig gemacht über diese Gefühle? Wurden Sie beson-*

ders gelobt, wenn Sie fröhlich waren? Wie reagierte die Person auf Kritik? War es erlaubt, schlecht drauf zu sein?

3. Formulieren Sie die wichtigsten Übertragungshypothesen im Wenn-Dann-Format. Es ist nicht nötig, für alle Personen alle Bereiche abzudecken, eher geht es um die emotionalen Brennpunkte. Besprechen Sie, welche Schlüsse die Patientin aus den Botschaften für die verschiedenen Bereiche gezogen hat. Beispiele für Übertragungshypothesen sind:
   - *Wenn ich einen Fehler mache, verdiene ich harte Strafe.*
   - *Wenn ich wütend werde, gehöre ich nicht mehr dazu.*
   - *Wenn ich mich jemandem annähere, werde ich verletzt.*
   - *Wenn ich versuche, meine Probleme selbst zu lösen, geht es sicher schief.*
4. Nachdem die wichtigsten Übertragungshypothesen freigelegt sind, identifizieren Sie gemeinsam Schlüsselsituationen im aktuellen Leben, von denen die Patientin weiß oder erwartet, dass die Hypothesen zum Tragen kommen. In welchen Handlungen und Entscheidungen äußert sich die Hypothese?
5. Wie könnten alternative Hypothesen und entsprechende Handlungen in den Schlüsselmomenten aussehen?
6. Besprechen Sie, dass die Patientin nun gut vorbereitet in diese Situationen gehen, sich die Übertragungen bewusst machen und ein neues Verhalten einüben kann, am besten schon in den nächsten Tagen. Betrachten Sie hierzu folgende Aspekte der Situation:
   - Beziehungserwartung oder -befürchtung
   - Eine passende beispielhafte Situation aus der Vergangenheit
   - Mit welcher Person kann die neue Beziehungserfahrung geübt werden?

Literatur: Brüderl et al. (2015)

3.2.4 Familienmotto: Freu dich nicht zu früh!

Indikation: Dysfunktionale implizite Leitmotive und Lebensregeln in der Familie

Ziele: Einfluss des Mottos und Ansätze für Veränderung erkennen

Wirkmechanismus: Bewusstmachen des Mottos und seiner Auswirkungen heute

Hierauf achten: Nicht zu viele Familienmottos bearbeiten

Benötigt: Flipchart oder Stift und Papier

Hilfreich vor/nach/mit: Die Herkunftsfamilie aufstellen (Kap. 3.2.1); Übertragungshypothesen (Kap. 3.2.3); Glaubenssätze (Kap. 3.4.1); Selbstverstärkung (Kap. 3.5.3); Grenzen ziehen (Kap. 3.7.3); Werte und Ressourcen (Kap. 3.9.1)

Während es bei den Übertragungshypothesen um zwischenmenschliche Erwartungen und Befürchtungen geht, beschäftigen sich die Lebensmottos mit unseren Vorstellungen vom Leben, von anderen Menschen und uns selbst. Die Mottos helfen uns, die Welt zu verstehen und Ereignisse und Erfahrungen für uns sinnvoll einzuordnen. Häufig übernehmen wir die Mottos unserer Herkunftsfamilien. Sie werden ausgesprochen oder verschwiegen, vorgelebt oder durch Stimmungen vermittelt, und manchmal steckt gerade im Verborgenen die stärkste Botschaft. Im Hier und Jetzt können die Mottos uns schwer auf den Schultern liegen. Die kognitive Triade der Depression (negative Sicht des Selbst, der Welt und der Zukunft; Beck 1979) ist ein gutes Beispiel für die toxische Wirkung dysfunktionaler Lebensmottos. Entsprechende Familienmottos könnten z. B. lauten *Männer in unserer Familie haben es noch nie zu was gebracht*, *Da draußen will dich jeder nur übers Ohr hauen* und *Ein Versager wird immer ein Versager bleiben.*

Ziel der Intervention ist es, die wichtigsten Lebensmottos zu identifizieren und zu verstehen, in welchen Bereichen sie das aktuelle Leben beeinflussen. Dies kann als Lebensfalle oder als Ressource geschehen.

Ablauf

1. Zu Beginn kann es schwierig sein, überhaupt eine Vorstellung von einem Familienmotto zu bekommen. Hierzu hilft es, sich Sprichwörter und Redensarten anzusehen, da sie oft in knappen Worten Lebenseinstellungen und Weltsichten transportieren. Wenn Ihnen nicht genug Sprichwörter einfallen, können Sie bestehende Listen zurate ziehen, etwa in den Therapietools Selbsterfahrung (Brüderl et al. 2015) oder dem Wiktionary-Eintrag *Deutsch/Sprichwörter* unter de.wiktionary.org. Es kann auch helfen, sich verschiedene und für den Patienten relevante Kategorien für die Sprichwörter und Mottos zu überlegen, z. B.:
   - Was kann ich vom Leben erwarten? *Ein Unglück kommt selten allein* oder *Es wird nichts so heiß gegessen, wie es gekocht wird.*
   - Wie sehe ich mich selbst? *Wer ohne Schuld ist, werfe den ersten Stein* oder *Nur wer wagt, gewinnt.*
   - Was habe ich über Leistung und Scheitern gelernt? *Wer hoch hinaus will, wird tief fallen* oder *Irren ist menschlich.*
   - Was bedeuten andere Menschen für mich? *Immer den Schein wahren* oder *Gemeinsam sind wir stark.*
2. Legen Sie die ein oder zwei prägendsten Familienmottos frei, und laden Sie den Patienten dazu ein, sie groß auf ein Blatt Papier schreiben und an die Wand zu hängen wie ein gesticktes *Home Sweet Home.* Sprechen Sie nun gemeinsam darüber. Macht dieses Motto Probleme im Hier und Jetzt? Mit welchen Personen verbindet der Patient diese Sätze? Wie lange kennt er es schon? In welchen Lebensbereichen merkt er heute noch die Auswirkungen? Wieso mussten sich diese Mottos in seiner Familie bilden?
3. Wenn es ein dysfunktionales und heute noch einflussreiches Motto

ist, das der Patient gerne ändern möchte, schlagen Sie ihm vor, dass er es ja von der Wand nehmen könnte. Dieser Augenblick darf zelebriert werden. Wir fühlt es sich an, diesem Motto seine prominente Position zu nehmen? Kommen Gefühle wie Schuld oder auch Erleichterung?
4. Formulieren Sie nun mit dem Patienten ein neues Lebensmotto. Wie könnte ein Satz lauten, der Mut macht und ein hoffnungsvolles Bild von sich und der Welt zeichnet? Laden Sie den Patienten dazu ein, den Satz auf ein Papier zu schreiben und an die Stelle des alten Familienmottos zu hängen. Wie fühlt sich das an?
5. Unter der Woche könnte der Patient eine schöne und bunte Version des neuen Lebensmottos erstellen und mitbringen oder bei sich zuhause aufhängen. Wie könnten konkrete Schritte aussehen, um das Leben nach dem neuen Motto zu gestalten?
6. Im Verlauf der Therapie können Sie immer wieder an das neue Motto erinnern und fragen, welche Schritte unternommen wurden, um danach zu leben.

Literatur: Brüderl et al. (2015)

3.3 Emotion

3.3.1 Vermiedene Gefühle aktivieren und zulassen: Stuhlarbeit

Indikation: Vermiedene Gefühle, die für den therapeutischen Prozess konfrontiert werden sollten; *kein* Ersatz für Exposition bei Angst- und Zwangsstörungen, jedoch ergänzend oder vorbereitend einsetzbar

Ziele: Das vermiedene Gefühl aktivieren und zulassen; Ideen für einen hilfreichen Umgang damit entwickeln

Wirkmechanismus: Erfahren, dass nichts Schlimmes passiert, wenn die Gefühle aktiviert werden

Hierauf achten: Dem Patienten auf den Stühlen genug Zeit lassen; wenig direktiv sein

Benötigt: Zwei zusätzliche Stühle

Hilfreich vor/nach/mit: Akzeptanz und Bereitschaft (Kap. 3.1.1); Alte Gefühle im Hier und Jetzt verändern (Kap. 3.3.4); Spaltentechnik: automatische Gedanken (Kap. 3.4.2); Radikale Akzeptanz (Kap. 3.4.4); Verhaltensanalyse (Kap. 3.5.1); Exposition (Kap. 3.5.2); Rollenspiel (Kap. 3.7.4); Parasympathische Aktivierung: Progressive Muskelrelaxation (Kap. 3.8.2); Achtsamkeit und Atem (Kap. 3.8.3)

Gefühlsvermeidung ist ein universelles menschliches Phänomen, das in vielen Situationen durchaus hilfreich ist (z. B. beim Lernen für eine Prüfung muss man die Angst und Nervosität beiseiteschieben, sonst ist geordnetes Lernen nicht möglich). Ist die emotionale Inflexibilität jedoch so stark ausgeprägt, dass ein Leidensdruck entsteht und sie den Alltag behindert, ist ein dysfunktionales Ausmaß erreicht. Häufig verhindert die Gefühlsvermeidung ein Fortschreiten auf dem therapeutischen Weg und das kognitive Arbeiten wird zunehmend fruchtloser.

Es ist unabdingbar, dass vor der Stuhlarbeit mit dem Patienten psychoedukativ über Emotionen gesprochen wurde. Zu wissen, dass alle Emotionen wichtig sind, sie dazugehören und einen Zweck haben, erhöht die Wahrscheinlichkeit, dass er sich auf die Übung einlassen und neue Lernerfahrungen machen kann. Dazu sollte eingeführt worden sein, dass man durchaus mehrere Emotionen gleichzeitig haben kann und dass man oft weiß, was richtig wäre und das Gefühl das Gegenteil sagt.

Eine grundlegende Idee der Stuhlarbeit ist, verschiedene, ineinander verwobene intrapsychische Positionen zu trennen und auf funktionale Art miteinander in Kontakt zu bringen. Im Falle dieser Übung wären die Positionen einerseits das vermiedene Gefühl und andererseits die Vermeidung. Die Stuhlarbeit würdigt beide Anteile gleichermaßen und gibt vielleicht dem vermiedenen Gefühl das erste Mal einen richtigen Platz, auf dem es ankommen und sich zeigen darf.

Ablauf

1. Identifizieren Sie den Kontext, in dem dieses Gefühl besonders stark auftritt. Zum Beispiel wenn der Patient immer wieder Schuldgefühle hat, wenn er sich Zeit für sich nimmt und dies deswegen immer seltener tut. Der hier beschriebene Ablauf wird diesem Beispiel folgen.
2. Leuten Sie die kognitive Trennung ein zwischen dem Teil, der sich Zeit für sich nehmen will, und dem Teil, der sich schuldig fühlt. *Ich habe so das Gefühl, bei Ihnen gibt es einen Teil, der weiß ganz genau, wann Sie eine Pause brauchen, und sagt Ihnen das dann auch. Dann gibt es da aber noch einen anderen Teil, der das immer wieder verhindert. Der sagt vielleicht etwas wie* Das hast du nicht verdient *oder* Du lässt die anderen im Stich. *Und dieser Teil ist meistens stärker als der andere, der was für Sie tun will, weil dieses Gefühl der Schuld so unangenehm ist, dass Sie alles tun, um es nicht spüren zu müssen. Und Sie fühlen sich dann hin- und hergerissen und vielleicht verzweifelt und entschieden sich dann doch für die Arbeit.* Vergewissern Sie sich, ob der Patient sich in Ihrer Ausführung wiederfinden kann. Bei der gedanklichen Trennung der Anteile kann es dem Patienten helfen, wenn Sie beim Beschreiben der Teile jeweils eine Geste dorthin in den leeren Raum machen, wo später der entsprechende Stuhl stehen wird. Gehen Sie sicher, dass die beiden Positionen klar voneinander abgegrenzt sind.
3. Es hilft den Patienten, wenn Sie einen kurzen beispielhaften Dialog auf den Stühlen vorspielen. Das nimmt den Druck, performen zu müssen, und stellt Therapeutin und Patient auf Augenhöhe. Laden

Sie den Patienten ein, sich in den Stuhldialog zu begeben. Sie können etwas sagen wie: *Es wäre doch spannend, sich einmal anzuhören, was dieser Teil in Ihnen sagt, der sich immer so schuldig fühlt, wenn er mal die Gelegenheit dazu bekäme. Gleichzeitig würde mich interessieren, was der andere Teil, der sich Ruhe wünscht, zu sagen hat.*

4. Stellen Sie zwei zusätzliche Stühle gegenüber auf und lassen den Patienten wählen, wo welcher Anteil sitzt und wie die Stühle zueinanderstehen. Fragen Sie, auf welchem Stuhl der Patient zunächst Platz nehmen möchte. Ist dies geschehen, erinnern Sie noch einmal daran, dass hier nur dieser eine Anteil sitzt und hier das entsprechende Gefühl so viel Platz hat, wie es braucht. Erinnern Sie vielleicht noch einmal an den Kontext, in dem das Gefühl auftritt, um die Aktivierung zu verstärken.
5. Geben Sie dem Patienten Zeit, sich mit dem einen Anteil zu identifizieren. Fragen Sie dann schlicht, wie es sich anfühlt, auf dem Stuhl zu sitzen und da zu sein. Ist genug Zeit verstrichen, fragen Sie, was denn die Schuld sage.
6. Laden Sie zum Wechsel auf den anderen Stuhl ein und lassen Sie Zeit für die Identifikation mit dem Anteil und die aufsteigenden assoziierten Gefühle. Fragen Sie wieder, wie es sich anfühlt und was der Teil, der Ruhe für sich möchte, zu sagen hat.
7. Ab hier gibt es kein Skript mehr. Ziel ist es, das vermiedene Gefühl aufkommen zu lassen und zu erforschen, es aus der Versenkung zu heben und auf einen Sockel zu stellen. Wieso muss sich dieser Teil immer schuldig fühlen? Was befürchtet er, wenn er dem anderen Teil folgen und sich eine Pause nehmen würde? Droht Strafe? Welche Glaubenssätze sind damit verbunden? Aber auch: Warum ist die Stimme, die Pausen fordert, so leise? Wie kann sie besser gehört werden?
8. Im besten Fall stellt sich heraus, dass es das Schuldgefühl nur gut meint und den Patienten schützen will vor vermeintlichen Konsequenzen des Lockerlassens. Diese Erkenntnis ist äußerst wichtig und muss nachbesprochen werden.

9. Versuchen Sie ein Wohlwollen zwischen den Anteilen herzustellen. Was braucht die Schuld eigentlich, anstatt vergraben zu werden? Wie kann der Ruhe suchende Teil zu seinem Recht kommen?
10. Die Übung kann bei heftigen Emotionen anstrengend sein. Daher ist eine Integration der beiden Anteile auf dem üblichen Stuhl des Patienten wichtig. Besprechen Sie, was sich im Gefühl geändert hat und welche Verhaltensexperimente sich für den Alltag ableiten lassen. Gehen Sie sicher, dass der Patient gut nach Hause gehen kann. Sind die Gefühle tief vergraben, lohnt es sich, die Übung zu wiederholen. Fühlen Sie sich sicher damit und haben das Einverständnis des Patienten, können Sie auch ein bisschen nachhelfen bei der Aktivierung von Gefühlen, indem Sie Sätze vorformulieren und den Patienten bitten, diese nachzusprechen. Etwa: *Ich habe Angst, dass die anderen sich von mir abwenden, wenn ich einmal Arbeit abgebe.*

Zusatz: Die Wirkung des Stuhldialogs ist nicht auf die Emotionsaktivierung begrenzt. Andere Indikationen sind die Auseinandersetzung mit Introjekten (im Sinne der Gestaltpsychologie ungeprüft und unbewusst aus der Umwelt in die Psyche aufgenommene Objekte; Blankertz & Doubrawa 2005), die häufig in Form von Repräsentanzen anderer Menschen in uns weiterwirken (z. B. der berüchtigte innere Kritiker), Ambivalenzen, schwierige Entscheidungen, Selbstvorwürfe, Selbsthass etc. Es müssen sich auch nicht immer zwei Anteile begegnen, es könnte z. B. auch der Patient seinem Selbsthass gegenübersitzen.

3.3.2 Überwältigende Gefühle regulieren: Stresstoleranz-Skills und der Notfallkoffer

Indikation: Anspannung oder Gefühle in einer Stärke, dass klares Denken nicht mehr möglich ist

Ziele: Das Gefühl in einen funktionalen Bereich regulieren

Wirkmechanismus: Nutzen von sensorischen Reizen, um wieder in das Hier und Jetzt zu kommen

Hierauf achten: Skills müssen individuell ausgewählt und oft trainiert werden; scheinbar funktionale Skills können auch selbstverletzend eingesetzt werden

Benötigt: Flipchart oder Stift und Papier

Hilfreich vor/nach/mit: Dysfunktionales emotionsmotiviertes Verhalten erkennen und ändern (Kap. 3.3.3); Glaubenssätze (Kap. 3.4.1); Radikale Akzeptanz (Kap. 3.4.4); Verhaltensanalyse (Kap. 3.5.1); Exposition (Kap. 3.5.2); Selbstverstärkung (Kap. 3.5.3); Verhaltensaufbau und Verstärkerbilanz (Kap. 3.5.4); Parasympathische Aktivierung: Progressive Muskelrelaxation (Kap. 3.8.2); Achtsamkeit und Atem (Kap. 3.8.3); Dissoziation verhindern und unterbrechen (Kap. 3.8.4); Unkonditionaler Selbstwert (Kap. 3.9.2)

Das Skills-Training der Dialektisch-Behavioralen Therapie (DBT; Bohus & Wolf-Arehult 2012) beschreibt zwei Arten von Skills, die sich darin unterscheiden, dass sie entsprechend bei einer Anspannung von über oder unter 70 % angewendet werden. Dieser Marker trennt den Bereich, in dem man noch klar denken kann (<70 %) von der Hochspannung (>70 %), in dem kein überlegtes Handeln mehr möglich ist. Unter 70 % kommen eher kognitiv-analytische Fähigkeiten (Kap. 3.4) aus der Verhaltenstherapie und dem Achtsamkeitstraining zum Einsatz. Über 70 % wird von den Stresstoleranz-Skills gesprochen. Selbstverletzendes Verhalten wird üblicherweise in der Hochspannung ausgeführt und hat die gleiche Funktion wie die Stresstoleranz-Skills, um die es hier gehen soll.

Die Stresstoleranz-Skills beschreiben vor allem die Applikation von starken sensorischen Reizen, deren Wirkung die Patientin zurück in das Hier und Jetzt holen und die Anspannung unter 70 % fallen lassen soll. Ziel dieser Skills ist also, dass die Patientin wieder handlungsfähig wird und die komplexeren in der Therapie besprochenen Strategien bewusst einsetzen kann. Während es unter den Stresstoleranz-Skills einige Klassiker gibt (z. B. Ammoniak oder Chilis), sind Skills individuell und folgen dem Motto: *alles, was dir hilft und dich nicht verletzt.* Hier liegt auch ein Knackpunkt der Skills. Verletzt sich die Patientin in der Hochspannung selbst, ist dieses Verhalten der härteste Konkurrent der Skills. Selbstverletzendes Verhalten ist oft über Jahre gut eingeübt worden und durch seine Heftigkeit sehr wirksam. Skills dagegen sind zunächst neu und kurzfristig fast nie so effektiv wie Selbstverletzung. Langfristig überwiegen natürlich die Vorteile. In einem Notfallkoffer können die Utensilien für die wirksamsten Skills zusammengepackt und überall hin mitgenommen werden.

Ablauf

1. Explorieren Sie unbedingt, ob die Patientin sich selbst verletzt und wie sie üblicherweise mit Hochspannung umgeht. Sollten Alkohol und Drogen das Mittel der Wahl sein, klären Sie Sucht ab und leiten gegebenenfalls entsprechende Schritte ein.
2. Besprechen Sie, wie die individuelle 70 %-Grenze der Patientin aussieht. Woran kann sie erkennen, dass sie jetzt in der Hochspannung ist und andere Lösungsversuche eher noch zu weiterer Anspannung führen würden? Gibt es bestimmte Trigger (Menschen, Themen, Situationen, Gerüche, Geräusche etc.), die Hochspannung auslösen? Wie wahrscheinlich ist es, dass sie sich selbst verletzen würde? Fällt

es der Patientin schwer, die Grenze zu ziehen und Hochspannung überhaupt zu erkennen, bedarf es wiederholter Achtsamkeitsübungen (Kap. 3.8.3) und evtl. Protokolle zwischen den Sitzungen, um ein besseres Gefühl für sich selbst zu bekommen. Vielleicht beginnen Sie jede Stunde mit einer kleinen Übung. Das Pferd lässt sich auch von hinten aufzäumen. Kann die Patientin beschreiben, wie es sich anfühlt, kurz bevor sie sich selbst verletzt? Der Impuls zur Selbstverletzung könnte als erster Marker dienen. Optimal wäre, im Verlauf der Therapie die Hochspannung schon früher zu erkennen und einzugreifen.

3. Erklären Sie das Konzept der Skills, wie oben beschrieben. Ganz wichtig ist, die Patientin darüber zu informieren, dass die Skills zunächst nicht so gut wirken werden, wie die Selbstverletzung. Anhand eines gemeinsam erarbeiteten SORKC-Modells (Kap. 3.5.1) können Sie die verstärkende Wirkung der Selbstverletzung und die langfristigen negativen Konsequenzen verdeutlichen. Ein weiteres SORKC-Modell für die Skills zeigt die sowohl kurzfristigen (wenn auch etwas schwächeren) und langfristigen positiven Konsequenzen der Skills auf. Weisen Sie auch darauf hin, dass Skills immer wieder geübt werden müssen. Jedes Mal muss die Patientin die Entscheidung treffen, jetzt einen Skill einzusetzen und kein dysfunktionales Verhalten. Anfangs wird dies schwerfallen, sich sehr ungewohnt anfühlen und nicht immer gelingen.
4. Sammeln Sie nun mögliche Skills. Vielleicht hat die Patientin schon selbst ein paar funktionale Fähigkeiten entwickelt, um sich aus der Hochspannung zu holen. Potentiell helfen können alle starken sensorischen Reize. In Selbsthilfeforen und -websiten finden sich lange Listen von Skills und Infos darüber, wo man die benötigten Materialien bekommt (z. B. auf blumenwiesen.de/notfallkoffer). Häufige Beispiele sind:
   - *Riechen:* Ammoniak-Ampullen, Schnupftabak, Duftöl, Tigerbalm
   - *Fühlen:* kaltes Wasser (oder Coolpack, Eiswürfel) über die Arme, Igelball, Gummiband um das Handgelenk zum Drauf-Schnipsen,

Schmerzpunkte drücken (Gelenk zwischen Daumen und Zeigefinger, Muskelansatz am Schlüsselbein, zwischen Ohr und Kiefergelenk)
   - *Schmecken:* Chilis, Wasabi, Senf, scharfe Minzbonbons, Brausetabletten, Zitronensaft, Zahnpasta, Meerrettich
   - *Hören:* Musik, Sprachaufnahmen der Patientin oder des Therapeuten, lautes Klatschen
   - *Sehen:* mit den Augen einen Punkt fixieren und den Kopf hin- und herbewegen, simple Handyspiele (Tetris)
5. Überlegen Sie mit der Patientin, welche Skills wohl am besten helfen könnten, und wählen zwei oder drei davon aus, die die Patientin in der nächsten Hochspannung einzusetzen versucht. Klären Sie gemeinsam ab, welche Utensilien sie dazu benötigt und woher sie diese bekommen kann.
6. Betonen Sie, dass es am Anfang schon ein toller Erfolg ist, wenn es der Patientin einmal gelingt, einen Skill einzusetzen und sich nicht selbst zu verletzen. In der Stunde nach einem erfolgreichen Skill-Einsatz können Sie in einem SORKC-Modell die Funktionalität des Verhaltens verdeutlichen. Gelingt es nicht, können Sie mit einem entsprechenden SORKC-Modell auf die Dysfunktionalität eingehen. Besprechen Sie, an welchem der verschiedenen Punkte eine funktionale Lösung (z. B. ein Skill) möglich gewesen wäre.
7. Haben sich eine Handvoll Skills als wirksam erwiesen, können diese benötigten Materialien in ein hübsches Säckchen gepackt und für den mobilen Einsatz überall hin mitgenommen werden.

Literatur: Bohus und Wolf-Arehult (2012)

3.3.3 Dysfunktionales emotionsmotiviertes Verhalten erkennen und ändern

Indikation: Dysfunktionales Verhalten nach (unangenehmen) Emotionen

Ziele: Emotionsmotiviertes Verhalten im eigenen Leben erkennen und durch funktionales Verhalten ersetzen

Wirkmechanismus: Verstehen, wie emotionsmotiviertes Verhalten die Symptome begünstigt und erhält

Benötigt: Flipchart oder Stift und Papier

Hilfreich vor/nach/mit: Akzeptanz und Bereitschaft (Kap. 3.1.1); Überwältigende Gefühle regulieren (Kap. 3.3.2); Alte Gefühle im Hier und Jetzt verändern (Kap. 3.3.4); Glaubenssätze (Kap. 3.4.1); Spaltentechnik: automatische Gedanken (Kap. 3.4.2); Radikale Akzeptanz (Kap. 3.4.4); Verhaltensanalyse (Kap. 3.5.1); Exposition (Kap. 3.5.2); Selbstverstärkung (Kap. 3.5.3); Verhaltensaufbau und Verstärkerbilanz (Kap. 3.5.4); Rollenspiel (Kap. 3.7.4); Dissoziation verhindern und unterbrechen (Kap. 3.8.4); Werte und Ressourcen (Kap. 3.9.1)

Evolutionär betrachtet helfen Emotionen uns, adäquat auf Situationen zu reagieren, indem sie uns zu bestimmten adaptiven Handlungen (*emotion-driven behaviors*, EDBs; Barlow et al. 2011) motivieren. Die Angst sagt uns z. B., dass wir in Gefahr sind und fliehen oder kämpfen sollen. EDBs können jedoch auch dysfunktional werden und die Entstehung und Aufrechterhaltung psychischer Symptome begünstigen. Dies geschieht, wenn eine Handlung, die in einem bestimmten Kontext adaptiv ist, in einem inadäquaten Kontext ausgeführt wird. Während durch Angst motivierte Flucht bei einer wahren Bedrohung adaptiv ist und unser Leben retten kann, ist die Flucht aus einer U-Bahn dysfunktional und begünstigt eine psychische Störung. Dysfunktionale EDBs müssen hierbei von Vermeidung abgegrenzt werden. Vermeidung ist ein präventives Verhalten, das unangenehmen Emotionen vorbeugen soll. EDBs dagegen sind Versuche, die unangenehme Emotion nach ihrer Entstehung zu neutralisieren.

Die dysfunktionalen EDBs der Patientin waren in einem früheren Kontext wahrscheinlich einmal adaptiv, heute sind sie es jedoch nicht mehr. So können sie auch als gelernte Reaktionen betrachtet werden, deren Auftreten durch negative Verstärkung zunimmt. Diese Erkenntnis ist sehr bedeutend für die Patientin, suggeriert sie doch, dass Reaktionen auch wieder verlernt und andere neu gelernt werden können.

Ziel der Übung ist es, dass die Patientin versteht, dass EDBs eigentlich funktional sind, im falschen Kontext jedoch dysfunktional werden können. Auf dieser Basis sollen neue EDBs erarbeitet und im Alltag geübt werden.

Ablauf

1. Erarbeiten Sie mit der Patientin den oben beschriebenen Hintergrund. Verdeutlichen Sie dabei die verstärkende Funktion der EDBs und den entsprechenden Beitrag zur Entstehung und Aufrechterhaltung der psychischen Symptomatik.
2. Sammeln Sie gemeinsam dysfunktionale EDBs aus dem Leben der Patientin.
3. Falls es der Patientin schwerfällt eigene Beispiel zu generieren, gehen Sie sicher, dass das Konzept der EDBs verstanden wurde, und helfen Sie mit Ihnen bekannten Beispielen aus. Wichtig ist, dass der Bezug des Konstrukts zum eigenen Leben hergestellt wird.
4. Ziehen Sie auf dem Flipchart vier Spalten und tragen in die ersten drei die jeweilige *Situation, Emotion* und das *dysfunktionale EDB* ein.
5. Besprechen Sie, wie sich die Patientin kurzfristig nach den dysfunktionalen EDBs fühlt (nämlich besser) und wie sich dies auf zukünftige EDBs auswirkt (sie treten häufiger auf). Verdeutlichen Sie hierbei,

dass durch die kurzfristige Neutralisierung der Emotion diese langfristig stärker werden und sich vielleicht auch generalisieren. Sollte schon ein SORKC-Schema (Kap. 3.5.1) erstellt worden sein, nehmen Sie darauf Bezug.

6. Entwickeln Sie gemeinsam Ideen für funktionale Verhaltensweisen als Reaktion auf die Situationen und Emotionen in den ersten zwei Spalten und sammeln diese in der vierten Spalte. Hier kann es hilfreich sein, auf die Werte und eigentlichen Vorstellungen vom Leben der Patientin zurückzugreifen: *Eigentlich ist es Ihnen doch wichtig, auf der Party Ihrer besten Freundin bis zum Ende bleiben zu können.* Hier können die Wertearbeit (Kap. 3.9.1) und das Konstrukt der Bereitschaft aus der Akzeptanz- und Committmenttherapie (Kap. 3.1.1) helfen.
7. Eine Übung zwischen den Stunden kann für weniger experimentierfreudige Patientinnen sein, sich im Alltag den Mechanismus der EDB zu vergegenwärtigen und Situationen zu identifizieren, in denen sie sich für funktionales und werteorientiertes Handeln hätten entscheiden können. Falls möglich, können aber auch direkt konkrete Verhaltensänderungen für die nächsten Tage besprochen werden. Hier ist es wichtig, realistisch zu bleiben und die Ziele für den Anfang nicht zu hoch zu stecken, um Frustration zu vermeiden.

Literatur: Barlow et al. (2011)

3.3.4 Alte Gefühle im Hier und Jetzt verändern: Regression und Affektbrücke

Indikation: Alte Gefühle, die im Hier und Jetzt aktiv werden und maladaptive Verhaltensmuster triggern

Ziele: Alte Erregungsmuster regulieren; den bedürfnisorientierten Umgang mit Gefühlen einüben

Wirkmechanismus: Aktivieren der alten neuronalen Erregungsmuster und gleichzeitiges Aktivieren adaptiver (neuronaler) Muster

Hierauf achten: So weit wie möglich in die Vergangenheit gehen; das Bedürfnis adäquat versorgen; genug Zeit zum Cool-down; nicht vor längeren Therapiepausen

Hilfreich vor/nach/mit: Die Herkunftsfamilie aufstellen (Kap. 3.2.1); Übertragungshypothesen (Kap. 3.2.3); Vermiedene Gefühle aktivieren und zulassen (Kap. 3.3.1); Dysfunktionales emotionsmotiviertes Verhalten erkennen und ändern (Kap. 3.3.3); Glaubenssätze (Kap. 3.4.1); Radikale Akzeptanz (Kap. 3.4.4); Verhaltensanalyse (Kap. 3.5.1); Exposition (Kap. 3.5.2); Sicherer Ort und Wohlfühlraum (Kap. 3.6.1); Rollenspiel (Kap. 3.7.4); Dissoziation verhindern und unterbrechen (Kap. 3.8.4)

Laut Grawe (2004) ist menschliches Verhalten immer auf die Erfüllung der Grundbedürfnisse ausgerichtet. Mittels annähernder oder vermeidender motivationaler Schemata entwickeln wir als Reaktion auf unser frühes Umfeld ein Verhaltensrepertoire, das die Befriedigung unserer Grundbedürfnisse sichern soll. Besteht eine Inkongruenz zwischen dem aktivierten motivationalen Zustand und den tatsächlichen Erfahrungen, wird der Organismus alles dafür tun, um diesen ambivalenten Zustand aufzulösen. In einem bedrohlichen Umfeld kann z. B. ein vermeidendes Schema (Rückzug, Alleinsein) das Grundbedürfnis auf Sicherheit erfüllen. Durch Wiederholung über längere Zeit festigen sich die diesem Verhalten zugrunde liegenden neuronalen Netzwerke und zeigen auch im Erwachsenenalter eine hohes Aktivierungspotential. Sie werden damit zu so etwas wie unserer psychischen Standardeinstellung. Diesen Überlegungen vorausgehend hatte Alfred Adler (1920) seine Idee des Lebensstils formuliert, die sich weniger mit der Frage beschäftigt, woher Verhaltensweisen stammen, sondern was der Mensch mit ihnen erreichen will. Die Transaktionsanalyse (Berne 1961) und die Schematherapie (Young et al. 2005) basieren auf ähnlichen Überlegungen.

Im Erwachsenenleben können uns diese alten Schemata viele Probleme bereiten, wenn sie Verhaltensweisen zu Folge haben, die im aktuellen Kontext dysfunktional sind. Die Aktivierung der Schemata geschieht durch Trigger im Hier und Jetzt und bringt eine Regression in Gang, in der wir neuronal gesehen in das Kindesalter zurückversetzt werden. Die direkte Bearbeitung dieser Schemata ist schwierig, da sie auf frühkindlichen Erfahrungen basieren und dadurch sprachlich nicht zugänglich sind. Schemata können nicht gelöscht, dafür aber dahingehend verändert werden, dass die emotionale Aktivierung verringert und die resultierenden dysfunktionalen Verhaltensweisen durch adäquate ersetzt werden.

Eine der Hauptinterventionen der Schematherapie zur Bearbeitung dysfunktionaler Schemata ist das Erleben korrektiver Erfahrungen in der Imagination (Reprocessing and Rescripting). Entlang einer belastenden Emotionen reist der Patient zu einer auslösenden Situation in der Kindheit und verändert diese so, dass sein verletztes Grundbedürfnis befriedigt wird. Die Grundbedürfnisse werden in der Schematherapie wie folgt formuliert:

- sichere Bindung, Stabilität, Zuwendung, Schutz
- Autonomie, Identität und Kompetenz
- realistische Grenzen und Selbstkontrolle
- freier Ausdruck von Emotionen und Bedürfnissen
- Spontaneität und Spiel

Die Übung sollte maximal 25 Minuten dauern, und Sie sollten innerhalb der ersten 10 Minuten der Sitzung damit beginnen, um genügend Zeit zum Runterkommen und Nachbesprechen zu haben. Es lohnt sich, die Übung in den folgenden Sitzungen zu wiederholen und dem Patienten einen immer aktiveren Part in der Umschreibung zu geben. Fällt es dem Patienten schwer zu imaginieren, ist er wahrscheinlich misstrauisch und kann nur schwer entspannen. Hier lohnt es sich, vor der Imagination diesen beschützenden Anteil mittels eines Stuhldialogs (Kap. 3.3.1) zu seiner Funktion zu befragen und seine Leistung zu würdigen.

Ablauf

1. Häufig triggern Situationen im Alltag des Patienten die alten Schemata samt dysfunktionaler Bewältigung. Bitten Sie den Patienten, die aktuelle Situation so genau wie möglich in der Gegenwartsform und unter Berücksichtigung aller Sinnesqualitäten zu beschrieben, um das Schema zu aktivieren.
2. Lenken Sie die Aufmerksamkeit des Patienten auf die durch die Situation evozierte Emotion. Wie und wo fühlt er diese im Körper? Was genau ist das für ein Gefühl? Verdeutlichen Sie, dass es wichtig für die Intervention ist, den Kontakt zur Emotion nicht zur verlieren, auch wenn sie unangenehm ist.
3. Bitten Sie den Patienten, während er sich auf die Emotion und das Körpergefühl konzentriert, die Augen zu schließen. Falls dies (aus Angst) nicht möglich ist, kann er mit den Augen einen bestimmten Punkt vor sich auf dem Boden fixieren.
4. Bitten Sie den Patienten, entlang des Gefühls in seine Kindheit zurückzugehen und Bilder aufsteigen zu lassen. Je weiter zurück es geht, desto besser.
5. Hat der Patient eine frühe Situation erreicht, bitten Sie ihn, diese so genau wie möglich in der Gegenwartsform unter Berücksichtigung aller Sinnesqualitäten zu beschreiben. Wahrscheinlich landen Sie in einer Situation, in der die Grundbedürfnisse des Kindes durch nahestehende Personen verletzt wurden.
6. Sprechen Sie nun das Kind direkt an: *Wie alt bist du? Wenn du vier Jahre alt bist, darf ich dann Du sagen? Wie fühlst du dich gerade?*

7. Gehen Sie nun auf die Grundbedürfnisse ein: *Was fehlt dir gerade? Wonach sehnst du dich?* Validieren Sie die Gefühle und Bedürfnisse des Kindes, aber gehen Sie noch nicht auf eine Befriedigung der Bedürfnisse ein.
8. Nun wird eine helfende Person dazugeholt. Wer das ist, hängt von der Stabilität und Ich-Stärke des Patienten ab. Während später der Patient als Erwachsener dazukommen kann, bietet es sich am Anfang an, dass Sie selbst oder eine dritte Person, zu der ein konfliktfreies Verhältnis besteht, dem Kind zur Seite treten. Fragen Sie: *Kannst du dir vorstellen, dass jemand die Situation betritt und dir hilft? Wer könnte das sein? Würde es helfen, wenn ich dazukomme? Wo stehe ich?*
9. Lassen Sie den Patienten beschreiben oder, falls dies nicht möglich ist, beschreiben Sie selbst, wie Sie in der imaginierten Szene die Person entmachten, die das Grundbedürfnis verletzt. Die Entmachtung muss vollständig sein und Sie dürfen nicht in die Vermeidung des Patienten miteinsteigen. Entmachtung kann alles sein, von Zum-Schweigen-Bringen über Rausschicken bis hin zum Töten. Falls die Person getötet wird, gehen Sie sicher, dass der Patient vorher noch alle Vorwürfe machen und die Wut und die Aggressionen an der Person auslassen konnte. Später kann der Patient als Erwachsener diesen Part selbst übernehmen.
10. Versorgen Sie oder die dritte Person das Grundbedürfnis des Kindes. Dafür ist wichtig zu wissen, welches Grundbedürfnis frustriert wurde. Nehmen Sie sich genug Zeit dafür und lassen Sie sich im Detail beschreiben, was Sie oder die dritte Person tun. Fragen Sie, was das Kind sich genau wünscht. Später kann der Patient sich selbst die Grundbedürfnisse erfüllen.
11. Fragen Sie den Patienten nach der veränderten Erfahrung. Welche Gefühle hat er nun? Wie und wo spürt er dies im Körper? Verankern Sie das neue Gefühl, in dem Sie den Patienten bitten, sich darauf zu fokussieren und mit dem Gefühl zu Beginn der Übung zu vergleichen. Während Traurigkeit als Zeichen der Verarbeitung zu-

rückbleiben kann, deuten Angst oder Wut auf eine unvollständige Entmachtung und/oder Bedürfnisbefriedigung hin. Hier kann in der nächsten Sitzung angeknüpft werden.

12. Besprechen Sie dem Schemamemo folgend,
    - welches Gefühl durch die aktuelle Situation ausgelöst wurde,
    - wieso der Patient wahrscheinlich die dysfunktionalen Verhaltensweisen gezeigt hat,
    - die dahinterstehenden Glaubenssätze und hilfreichere Alternativen,
    - eine mögliche Verhaltensalternative in zukünftigen Situationen.

Zusatz: Die Übung kann noch weiter ausgebaut werden durch die Verbindung zur aktuellen Situation. Der Patient soll sich auf das Gefühl nach der Entmachtung und Bedürfnisbefriedigung konzentrieren, die alte Situation verblassen und die aktuelle aufsteigen lassen. Wie könnte er mit den aktuellen Interaktionspartnern seinen Bedürfnissen adäquat Ausdruck verleihen?

Literatur: Young et al. (2005); Schwegler (2014)

3.4 Kognition

3.4.1 Glaubenssätze identifizieren, Alternativen formulieren und testen

Indikation: Dysfunktionale Verhaltensmuster in bestimmten Situationen

Ziele: Bessere Einsicht in implizite Prozesse erlangen; funktionale Glaubenssätze samt entsprechendem Verhalten aufbauen

Wirkmechanismus: Bewusstmachen der Glaubenssätze; Vorbereitung zum aktiven entgegengesetzten Handeln

Hierauf achten: Glaubenssätze einfach und klar formulieren; einen nach dem anderen behandeln

Benötigt: Flipchart oder Stift und Papier

Hilfreich vor/nach/mit: Die Herkunftsfamilie aufstellen (Kap. 3.2.1); Übertragungshypothesen (Kap. 3.2.3); Familienmotto (Kap. 3.2.4); Überwältigende Gefühle regulieren (Kap. 3.3.2); Dysfunktionales emotionsmotiviertes Verhalten erkennen und ändern (Kap. 3.3.3); Alte Gefühle im Hier und Jetzt verändern (Kap. 3.3.4); Spaltentechnik: automatische Gedanken (Kap. 3.4.2); Die eigene Geschichte wichtig nehmen (Kap. 3.6.2); Interpersonelle Diskriminationsübung (Kap. 3.7.1); Grenzen ziehen (Kap. 3.7.3); Rollenspiel (Kap. 3.7.4); Unkonditionaler Selbstwert (Kap. 3.9.2); Eigenlob duftet (Kap. 3.9.4)

Bohus und Wolf-Arehult (2012) vergleichen Glaubenssätze mit einem Computervirus, der im Hintergrund läuft und dessen schädliche Wirkung erst durch die Fehlfunktion der Programme deutlich wird. Ebenso sind uns unsere Glaubenssätze meistens nicht bewusst, ihre Auswirkungen zeigen sich jedoch in unserem Verhalten. Ähnlich wie die Familienmottos (Kap. 3.2.4) sind Glaubenssätze Interpretationen und Verallgemeinerungen (z. B. *Man muss allein zurechtkommen*), denen wir Handlungsanweisungen für verschiedene Situationen entnehmen (z. B. *Mir geht es heute nicht gut, ich werde aber niemanden anrufen, da dies ein Zeichen der Schwäche wäre*). Wahrscheinlich haben diese Sätze ebenso wie die alten Gefühle (Kap. 3.3.4) ihren Ursprung in unserer Kindheit und Jugend und repräsentieren eine Anpassung an das jeweilige Umfeld bzw. den Versuch, Konsistenz in einem dysfunktionalen System herzustellen (Grawe, 2004). Dementsprechend treten Glaubenssätze häufig zusammen mit starken Gefühlen auf und die Prozesse verstärken sich gegenseitig im Verbund mit dysfunktionalen Verhaltensweisen (Kap. 3.3.3). Bedingt durch ihre auf Konsistenz ausgerichtete Funktion geben uns die Glaubenssätze ein seltsames Gefühl der Sicherheit. Zwar leiden wir unter ihren Folgen, aber irgendwie scheint es richtig zu sein, so zu denken, zu fühlen und zu handeln. Von den Glaubenssätzen abzuweichen würde bedeuten, Terra incognita zu betreten – und das kann so beunruhigend sein, dass man lieber beim ungeliebten Alten bleibt. Ein neuer funktionaler Glaubenssatz nützt deshalb wenig, wenn keine daraus abgeleitete Verhaltensänderung geschieht.

Ablauf

1. Zunächst gilt es, die problematischen Glaubenssätze zu identifizieren. Wählen Sie mit dem Patienten eine aktuelle Situation aus, in der er ein Verhalten gezeigt hat, das eigentlich nicht seinen ursprünglichen Plänen oder Vorstellungen entsprochen hat. Fällt dem Patienten kein Beispiel ein, kann 2. als Übung zwischen den Sitzungen mittels eines täglichen Protokolls durchgeführt werden.
2. Ziehen Sie fünf Spalten auf dem Flipchart und überschreiben diese entsprechend mit *Situation* (z. B. *Überforderung am Arbeitsplatz*), *Gedanke* (z. B. *Ich kann niemanden um Hilfe fragen*), *Glaubenssatz* (z. B. *Man muss allein zurechtkommen*), *Handlungsimpuls* (z. B. *Ich bleibe länger und mache alles allein*), *Verhalten* (z. B. *Ich bin wieder länger geblieben und habe alles allein gemacht*).
3. Füllen Sie gemeinsam die Spalten von links nach rechts aus, lassen zunächst jedoch die Spalte *Glaubenssatz* frei. Bei *Verhalten* lassen Sie den Patienten einschätzen, wie vertraut (0–10) ihm dieses Verhalten ist. Höhere Werte zeigen Ihnen an, ob Sie mit dieser Situation einen Treffer gelandet haben.
4. Nutzen Sie die Information aus *Gedanke* und *Handlungsimpuls,* um gemeinsam zu überlegen, welcher *Glaubenssatz* hier seine destruktive Wirkung entfaltet hat. Füllen Sie die Spalte entsprechend aus.

5. Schreiben Sie auf einer neuen Seite auf dem Flipchart *alter Glaubenssatz* und den oben erarbeiteten Satz daneben. Schreiben Sie darunter *Alternative* und formulieren Sie mit dem Patienten einen funktionalen Gegenspieler (z. B. *Manchmal ist es gut, um Hilfe zu fragen*). Achten Sie darauf, dass die Alternative nicht zu stark oder gar absolut (z. B. *Man muss sich immer Hilfe holen*) formuliert ist, sondern ermöglichen Sie mit einer weicheren Variante einen guten Zugang.
6. Besprechen Sie nun, was für den alten Glaubenssatz spricht. Meistens berichten die Patienten hier Erfahrungen aus ihrer Geschichte (z. B. *Immer wenn ich um Hilfe gefragt habe, wurde ich enttäuscht*).
7. Überlegen Sie, was für den neuen Glaubenssatz spricht (z. B. *Als ich einmal um Hilfe gefragt habe und mir tatsächlich geholfen wurde, war ich danach ganz erleichtert und habe die Arbeit auch besser geschafft*).
8. Halten Sie fest, wie der Patient überprüfen könnte, welcher der Glaubenssätze realistischer ist (z. B. *Wenn ich das nächste Mal überfordert bin, frage ich jemanden um Unterstützung*). Wie gesagt, ein neuer Glaubenssatz ohne anschließende Verhaltensänderung ist wenig wert.

Zusatz: In der Folgestunde können Sie die Erfahrungen aus der Übung unter 8. mittels folgender Systematik besprechen: *Situation, alter Glaubenssatz, dem alten Glaubenssatz entgegengesetztes Verhalten* (wie bei 8. festgelegt), und *wie vertraut war dieses neue Verhalten* (0–10). Wird die Übung zwischen den Stunden häufiger durchgeführt, werden Sie merken, wie die Vertrautheit des neuen Verhaltens steigt. Wichtig zu besprechen ist, dass weder Sie noch der Patient wirklich steuern können, wie das Umfeld auf die Verhaltensänderungen reagiert. Darum geht es jedoch nur sekundär. Wichtiger ist, dass der Patient neues und funktionales Verhalten einübt. Im Langzeitverlauf werden verstärkende Reaktionen aus dem Umfeld kommen, sofern es nicht völlig toxisch ist.

Literatur: Bohus & Wolf-Arehult (2012)

3.4.2 Spaltentechnik: automatische Gedanken erkennen und ändern

Indikationen: Dysfunktionale automatische Gedanken in bestimmten Situationen, die unangenehme Gefühle und dysfunktionales Verhalten auslösen

Ziele: Funktionale Gedanken etablieren und die mit den nicht-funktionalen Gedanken assoziierten Gefühle verändern

Wirkmechanismus: Bewusstes kognitives Gegensteuern durch Formulieren realistischerer Gedanken

Benötigt: Flipchart oder Stift und Papier

Hilfreich vor/nach/mit: Vermiedene Gefühle aktivieren und zulassen (Kap. 3.3.1); Dysfunktionales emotionsmotiviertes Verhalten erkennen und ändern (Kap. 3.3.3); Glaubenssätze (Kap. 3.4.1); Das konstruierte Selbst (Kap. 3.4.3); Verhaltensanalyse (Kap. 3.5.1); Selbstverstärkung (Kap. 3.5.3); Interpersonelle Diskriminationsübung (Kap. 3.7.1); Schlafhygiene (Kap. 3.8.1); Unkonditionaler Selbstwert (Kap. 3.9.2)

In der kognitiven Therapie geht man davon aus, dass automatische Gedanken in Form von Fehlern, Verzerrungen, Bewertungen und realitätsinadäquaten Inhalten einen entscheidenden Beitrag zur Entstehung und Aufrechterhaltung psychischer Störungen leisten (Hautzinger 2015). Gerade bei affektiven Störungen hängen diese Gedanken unmittelbar mit Gefühlen zusammen. Üblicherweise werden automatische negative Gedanken von entsprechenden unangenehmen Gefühlen gefolgt, die wiederum Vermeidung (Kap. 3.5.1) und dysfunktionale emotionsmotivierte Handlungen (Kap. 3.3.3) bedingen können. Automatische Gedanken sind gelernt und treten durch wiederholtes Aktivieren in bestimmten Situationen immer verlässlicher auf. Um die automatische Aktivierung der Gedanken abzuschwächen, ist es nötig, dass wir sie erkennen, dass wir verstehen, wie sie mit unseren Gefühlen zusammenhängen, und dass wir sie durch realistischere Alternativen ersetzen.

Die Spaltentechnik folgt üblicherweise auf psychoedukative Therapieelemente, die erklären, dass Gefühle die Folge von Gedanken sein können (und umgekehrt) und wie Gefühle funktionieren. Meist wird sie als Selbstbeobachtung zwischen den Stunden durchgeführt, es spricht jedoch nichts dagegen, die Spalten gemeinsam in der Stunde auszufüllen, um konstruktive alternative Gedanken zu formulieren. Es kann hilfreich sein, wenn die Patientin in den Tagen zuvor für verschiedene Situationen zumindest die ersten zwei oder drei Spalten protokolliert hat. Die Spaltentechnik in der Stunde kann genutzt werden, um schon geschehene Situationen zu besprechen oder um die Patientin auf zukünftige Auslöser vorzubereiten und die Folgen realistischerer Gedanken zu antizipieren.

Ablauf

1. Ziehen Sie fünf Spalten auf dem Flipchart und überschreiben diese mit *Auslöser, Gefühl* (Stärke 0–100), *automatische Gedanken, realistischere Gedanken, Ergebnis*.
2. Füllen Sie gemeinsam die Spalten von links nach rechts aus. Auslöser können alle äußeren Umstände und inneren Prozesse (Gedanken, Gefühle, Träume, Tagträume) sein (z. B. Wochenende, nichts zu tun).
3. In die zweite Spalte gehören alle Gefühle, die die Patientin in dieser Situation erlebt hat samt einer Einschätzung der Intensität von 0 bis 100 (z. B. traurig, einsam, 75).

4. In der dritten Spalte werden nun automatische Gedanken gesammelt, die auf das Gefühl in der Situation gefolgt sind (z. B. Ich habe keine Freunde, niemand ruft mich an, niemand interessiert sich für mich).
5. In der vierten Spalte werden realistischere und hilfreichere Gedanken formuliert (z. B. Die anderen wollen sicher entspannen nach der Arbeitswoche, vielleicht kann ich ja allein eine gute Zeit haben, ich könnte auch jemanden anrufen, eigentlich hatte ich mich schon lange darauf gefreut, in Ruhe lesen zu können). Falls der Patientin hier nichts einfällt, helfen Sie mit.
6. In die fünfte Spalte tragen Sie das Ergebnis der realistischeren Gedanken ein. Hierzu gehören sowohl neue Gefühle samt Intensität von 0 bis 100, die alten Gefühle samt Intensität von 0 bis 100 als auch Handlungen und Gedanken (z. B. Habe mich hoffnungsvoller gefühlt, Traurigkeit bei 40, Buch gelesen).
7. Wenn Sie eine Situation nachbesprechen, verdeutlichen Sie den Zusammenhang von Gefühlen und Gedanken und dass Gefühle nur schwer direkt zu beeinflussen sind. Weisen Sie auf den Erfolg der realistischeren Gedanken hin und motivieren Sie dazu, auch weiterhin den automatischen negativen Gedanken einen realistischeren an die Seite zu stellen. Betonen Sie, wie wichtig Wiederholung für Lernprozesse ist. Schließlich sind automatische Gedanke auch nur gelernte Prozesse.
8. Wenn Sie eine Situation vorbereiten, regen Sie die Vorstellungskraft der Patientin an. Welcher Gedanke würden Ihnen mehr helfen in dieser Situation? Wie würde es Ihnen gehen, wenn Sie stattdessen einen realistischeren Gedanken hätten? Was brauchen Sie, um dann in der Situation den Gedanken zu formulieren? Brauchen Sie einen Anker oder einen Gegenstand, um sich daran zu erinnern?

Zusatz: Die Technik kann in drei Komplexitätsgraden durchgeführt werden. Die vorangegangene Beschreibung bezieht sich auf die Fünf-

Spalten-Technik, die ausführlichste der drei Versionen. Die Zwei-Spalten-Technik erfasst, wie situative Auslöser bestimmte Gedanken und Gefühle bedingen können, die hier noch gemeinsam betrachtet werden (Schritte 1 bis 4, wobei 3 und 4 in einer Spalte zusammengefasst werden). Die Drei-Spalten-Technik differenziert zusätzlich zwischen Gedanken und Gefühlen (Schritte 1 bis 4), formuliert aber noch keinen realistischeren Gedanken (und betrachtet daher auch nicht deren Folgen).

Literatur: Hautzinger (2015)

3.4.3 Das konstruierte Selbst: Ich bin einfach krank

Indikationen: Identifikation mit selbstabwertenden Gedanken; dysfunktionales Selbstkonzept

Ziele: Das Selbst kontextualisieren; sich weniger mit dysfunktionalen psychischen Prozessen identifizieren

Wirkmechanismus: Distanzieren vom negativen Blick auf das eigene innere Geschehen und Üben eines wohlwollenden Blickes

Benötigt: Flipchart oder Stift und Papier

Hilfreich vor/nach/mit: Für und Wider einer Therapie abwägen (Kap. 3.1.2); Die Herkunftsfamilie aufstellen (Kap. 3.2.1); Die Lebenslinie legen (Kap. 3.2.2); Spaltentechnik: automatische Gedanken (Kap. 3.4.2); Selbstverstärkung (Kap. 3.5.3); Verhaltensaufbau und Verstärkerbilanz (Kap. 3.5.4); Der weise Narr: sich selbst beraten (Kap. 3.6.4); Wunderfrage (Kap. 3.7.2); Grenzen ziehen (Kap. 3.7.3); Rollenspiel (Kap. 3.7.4); Unkonditionaler Selbstwert (Kap. 3.9.2); Eigenlob duftet (Kap. 3.9.4)

In der Akzeptanz- und Committmenttherapie (ACT) wird das konzeptualisierte Selbst als störungsbedingender und -erhaltender Faktor beschrieben (Hayes et al. 2012). Das konzeptualisierte Selbst zeichnet sich durch rigide Aussagen über uns aus, die einen Zustand feststellen und zementieren. Während diese Aussagen auch positiv sein können, sind sie bei Patientinnen meist negativ und haben somit das Potential, Leid zu erzeugen. Diese Selbstkonzepte können z.B. die Biografie als hoffnungslos beschreiben (z.B. *Ich war nie zufrieden und werde es nie sein*), den Patientinnen Charaktereigenschaften zuschreiben (z.B. *Dumm bleibt dumm*), eine Diagnose widerspiegeln (z.B. *Ich bin halt eine Borderlinerin*) oder eine Rolle in Beziehungen festigen (z.B. *Ich brauche jemanden, der mir hilft*). Die Endgültigkeit und Universalität dieser Konzepte steht einem Veränderungsprozess im Wege und sollte daher aufgeweicht werden – und nicht durch ein positives Selbstkonzept ersetzt werden, wie es wohlmeinende Menschen selbst oft versuchen (z.B. *Du bist doch gar nicht dumm*). Die ACT schlägt als Alternative das Selbst als Kontext vor, in dem all diese Gedanken und Sätze passieren, das übrigbleibt, wenn man alle Inhalte entfernt. In diesem Kontext können toxische Sätze vorkommen, ohne dass das Selbst sich damit identifiziert. Die folgende Übung stellt eine Methode vor, den Übergang des Selbst vom Konzept zum Kontext einzuläuten. Darüber hinaus fördert sie das Selbstmitgefühl und kann den Patientinnen helfen, sich auf unangenehme Aspekte der Therapie einzulassen.

Ablauf

1. Besprechen Sie mit der Patientin, dass wir oft sehr hart mit uns umgehen, vor allem wenn es uns nicht gut geht und wir eigentlich Unterstützung bräuchten. Sammeln Sie mit der Patientin am Flipchart abwertende Gedanken, die sie von sich kennt, wenn sie unangenehme Situationen und Gefühle erlebt.
2. Fragen Sie die Patientin, wie sie z.B. mit einer guten Freundin, der es

nicht gut geht und die Unterstützung braucht, spricht. Mit großer Wahrscheinlichkeit wird sie wohlwollende Worte finden. Sammeln Sie diese Sätze am Flipchart.

3. Bitten Sie die Patientin, die Augen zu schließen oder, falls das nicht möglich ist, mit den Augen einen Punkt auf dem Boden zu fixieren, und sich vorzustellen, das gleiche Mitgefühl für sich selbst aufzubringen. Instruieren Sie die Patientin mit dem Satz: *Wenn Sie die andere Person wären, und die andere Person würde fühlen, was Sie fühlen, wie würden Sie darauf reagieren?* Betonen Sie, dass die abwertenden Gedanken nicht ausgelöscht, sondern in die Anteilnahme mit einbezogen werden sollen. *Und vielleicht denkt die andere Person schlecht von sich, weil sie solche Gefühle hat. Was würden Sie dazu sagen?* Wiederholen Sie den ersten Satz und holen nach einiger Zeit die Patientin in das Hier und Jetzt zurück.
4. Besprechen Sie, ob es der Patientin durch den Trick, sich selbst in der Anderen zu sehen, gelungen ist, Mitgefühl und auch Distanz zu den Gefühlen und Gedanken zu empfinden. Falls dies nicht oder nur wenig gelungen ist (vielleicht weil die Identifikation mit der Selbstabwertung sehr stark ist), kann der dritte Schritt wiederholt und/ oder die möglichen Erfahrungen zunächst theoretisch diskutiert werden.
5. Überlegen Sie gemeinsam, welches neue Verhalten die Patientin aus der anteilnehmenden Haltung heraus in den nächsten Tagen üben kann. Wie sähe ein wohlwollender Umgang mit sich selbst und dem inneren Erleben aus? Gibt es etwas, das sie schon jetzt tun kann? Wie würde sich jemand verhalten, der schon sehr wohlwollend mit sich selbst umgeht?

Literatur: Wengenroth (2012)

3.4.4 Radikale Akzeptanz für Unveränderbares

Indikationen: Emotionaler Schmerz durch unveränderbare Tatsachen

Ziele: Üben von radikaler Akzeptanz der Tatsache und der emotionalen Reaktion darauf

Wirkmechanismus: Selbstinstruktion einer akzeptierenden Haltung bei emotionaler und kognitiver Aktivierung der Tatsache

Hierauf achten: Nur auf wirklich unveränderbare Situationen und unlösbare Probleme, nicht auf Meinungen und Bewertungen anwenden

Benötigt: Flipchart oder Stift und Papier

Hilfreich vor/nach/mit: Akzeptanz und Bereitschaft (Kap. 3.1.1); Die Lebenslinie legen (Kap. 3.2.2); Vermiedene Gefühle aktivieren und zulassen (Kap. 3.3.1); Überwältigende Gefühle regulieren (Kap. 3.3.2); Dysfunktionales emotionsmotiviertes Verhalten erkennen und ändern (Kap. 3.3.3); Alte Gefühle im Hier und Jetzt verändern (Kap. 3.3.4); Exposition (Kap. 3.5.2); Begegnung mit Verstorbenen und Verschollenen (Kap. 3.6.3); Werte und Ressourcen (Kap. 3.9.1)

Die Dialektisch-Behaviorale Therapie beschreibt radikale Akzeptanz als eine weise innere Haltung gegenüber unveränderbaren Tatsachen (Bohus & Wolf-Arehult 2012). Radikale Akzeptanz bedeutet, auf eine Situation oder ein Problem mit dem vollen inneren Erleben zu reagieren, dieses aber nicht in dysfunktionale Handlungen umzusetzen. Ein Vater, der sein Kind verliert, wird selbstverständlich tiefen Schmerz, Wut und Trauer spüren. Diese Gefühle immer wieder mit viel Alkohol zu dämpfen, macht die Sache langfristig nur schlimmer, da die emotionale Reaktion untrennbar mit dem Verlust verbunden ist – und der ist eine Tatsache. Radikale Akzeptanz unterscheidet sich von einfacher Akzeptanz darin, dass letztere sich auf Situationen und auf innere Prozesse bezieht, die aktuell nicht zu ändern, grundsätzlich aber beeinflussbar sind. Daher sind Meinungen und Bewertungen im Gegensatz zu harten Tatsachen keine geeigneten Subjekte radikaler Akzeptanz. Wichtig zu betonen ist, dass radikale Akzeptanz kein Billigen oder gar Gutheißen der Tatsache bedeutet. Vielmehr soll die Tatsache als gegeben angenommen werden, ohne sie zu verleugnen oder gegen sie anzukämpfen.

Ablauf

1. Sammeln Sie mit dem Patienten Tatsachen, für die radikale Akzeptanz geübt werden soll, und formulieren je einen Satz dazu. Dazu können belastende Lebensereignisse zählen, aber auch Sätze wie *Ich reagiere viel emotionaler als die meisten Menschen.*
2. Sehen Sie gemeinsam die Sätze durch, und überprüfen Sie, ob es sich wirklich um unveränderbare Tatsachen handelt. Selbstverständlich kann z. B. Emotionalität beeinflusst werden, das emotionale Temperament des Patienten wird sich jedoch nicht grundsätzlich ändern lassen (und das ist auch gut so). Hier ist es wichtig, Meinungen und Bewertungen von Temperament und Persönlichkeit zu trennen.
3. Bitten Sie den Patienten, einen Satz auszusuchen und ihn laut vorzulesen.
4. Bitten Sie den Patienten, den Satz erneut vorzulesen und dann ein … *und vielleicht wird das so bleiben* anzuhängen. Ein Satz könnte z. B. lauten *Mein Kind ist gestorben und ich bin so verzweifelt – und vielleicht wird das so bleiben.*
5. Laden Sie den Patienten dazu ein, den Satz laut und deutlich zu sprechen. Bitten Sie ihn zu versuchen, alle Bereitschaft und Akzeptanz in seine Stimme zu legen und so lange zu üben, bis es glaubhaft klingt. Was fühlt er dabei? Welche Gedanken und Körperreaktionen treten auf?

6. Bitten Sie den Patienten, ein *Ja, so ist es* an die ursprüngliche Tatsache zu hängen. *Mein Kind ist gestorben und ich bin so verzweifelt – ja, so ist es.* Auch hier kann er üben, bis der Satz glaubhaft klingt.
7. Die Übung kann in der Stunde wiederholt und zuhause geübt werden. Achten Sie im Verlauf auf die sich ändernden Gefühle, Gedanken und Körperreaktionen.

Literatur: Bohus und Wolf-Arehult (2012)

3.5 Verhalten

3.5.1 Verhaltensanalyse: kurzfristiger Gewinn, langfristige Kosten

Indikationen: Verhalten mit kurzfristigem Gewinn und langfristigen Kosten

Ziele: Einsicht in die operante Wirkung des Verhaltens erlangen; alternative Verhaltensweisen entwickeln

Wirkmechanismus: Systematische Analyse des Zusammenspiels von Stimuli, Reaktionen und Konsequenzen

Benötigt: Flipchart oder Stift und Papier

Hilfreich vor/nach/mit: Akzeptanz und Bereitschaft (Kap. 3.1.1); Für und Wider einer Therapie abwägen (Kap. 3.1.2); Vermiedene Gefühle aktivieren und zulassen (Kap. 3.3.1); Überwältigende Gefühle regulieren (Kap. 3.3.2); Dysfunktionales emotionsmotiviertes Verhalten erkennen und ändern (Kap. 3.3.3); Alte Gefühle im Hier und Jetzt verändern (Kap. 3.3.4); Spaltentechnik: automatische Gedanken (Kap. 3.4.2); Exposition (Kap. 3.5.2); Selbstverstärkung (Kap. 3.5.3);

Verhaltensaufbau und Verstärkerbilanz (Kap. 3.5.4); Interpersonelle Diskriminationsübung (Kap. 3.7.1); Rollenspiel (Kap. 3.7.4); Schlafhygiene (Kap. 3.8.1); Dissoziation verhindern und unterbrechen (Kap. 3.8.4); Werte und Ressourcen (Kap. 3.9.1)

Die Verhaltensanalyse nach Kanfer und Saslow (1974) ist wahrscheinlich eine der am häufigsten beschriebenen verhaltenstherapeutischen Techniken. Und das auch zu Recht, ist sie doch zugleich Diagnostikum, Psychoedukation und therapeutische Intervention mit konkreten Ableitungen für Experimente zwischen den Sitzungen. Das SORKC-Schema wendet die Erkenntnisse der operanten Konditionierung auf Situationen im Leben der Patienten an, in denen problematisches Verhalten auftritt. Gedanken, Gefühle, Körperreaktionen, imaginierte Bilder und Verhaltensweisen als Reaktion auf innere (z. B. Gedanken, Körperempfindungen) und äußere Stimuli wirken operant auf ihre kurzfristigen und langfristigen Konsequenzen. Wenn ein Verhalten angenehme kurzfristigen Folgen hat (positive Verstärkung C^{+}, negative Verstärkung $\not{C}^{-}$), wird es mit hoher Wahrscheinlichkeit zukünftig in ähnlichen Situationen wiederholt werden. Folgen jedoch unangenehme kurzfristige Konsequenzen (positive Bestrafung C^{-}, negative Bestrafung $\not{C}^{+}$), wird das Verhalten wahrscheinlich nicht wieder gezeigt werden. Problematisches Verhalten (z. B. Alkoholkonsum vor sozialem Kontakt) hat häufig eine vermeidende Funktion mit kurzfristigem Gewinn ($\not{C}^{-}$: z. B. Angst sinkt) und langfristigen Kosten ($\not{C}^{+}$ z. B. Beziehungen scheitern; C^{-}: z. B. körperliche Schäden). Ziel der Verhaltensanalyse ist es, diese Zusammenhänge aufzudecken und Ideen für nichtvermeidendes Verhalten (z. B. nüchtern in sozialen Kontakt gehen) zu entwickeln mit kurzfristigen Kosten (C^{-}: z. B. Angst bleibt) und langfristigem Gewinn (C^{+}: z. B. Beziehungen verbessern sich).

Kanfer und Saslow war es wichtig, dass das SORKC-Schema nicht als letzte Weisheit, sondern als pragmatisches Werkzeug und

Arbeitsmodell verstanden wird. Es ist also nicht nötig, bei der Intervention ein vollständiges und wahrheitsgetreues Bild des Ablaufs zu erzeugen. Eher geht es darum, den Patienten dazu zu motivieren, funktionale Verhaltensweisen zu entwickeln und zu üben.

Ablauf

1. Identifizieren Sie mit dem Patienten das problematische Verhalten. Häufig sind das die Symptome, mit denen die Patienten vorstellig werden. Sozialer Rückzug, Alkohol- und Drogenkonsum, zwischenmenschliche Konflikte, Zwänge, depressive Symptome, Essverhalten etc.
2. Schreiben Sie an den Flipchart *S O R K C* mit genügend Abstand zwischen den Buchstaben. Am unteren Rand des Papiers in der Spalte für *R* notieren Sie das problematische Verhalten.
3. Erarbeiten Sie mit dem Patienten, dass *S* für den inneren oder äußeren Stimulus steht, auf den das Verhalten folgt. *O* beschreibt den Organismus, also die Lerngeschichte sowie die psychischen und somatischen Eigenheiten des Patienten, die die individuelle Beziehung zwischen *S* und *O* herstellen. Ein gutes Bild hierfür ist zu sagen, das *O* sei wie die Brille, durch die der Patient auf das *S* blickt.
4. Sammeln Sie mit dem Patienten unter *R*, welche körperlichen Veränderungen (was und wo?), welche Gefühle, Gedanken und imaginierten Bilder auf das *S* folgen. Vermutlich sind diese unangenehm und belastend.
5. An dieser Stelle hilft es, ein kurzes Narrativ zu konstruieren: *Sie sind also in dieser Situation und da kommt Ihnen der Gedanke. Sofort merken Sie in Ihrem Körper diese Veränderung und Sie bekommen dieses Gefühl. Vielleicht kommen sogar Bilder, was passieren könnte. Und dann ist es so, als hätten Sie keine andere Wahl, als das Verhalten zu zeigen.* Vergewissern Sie sich, dass der Patient sich darin wiederfindet.
6. Sammeln Sie unter *C* zuerst alle kurz- und dann langfristigen Konsequenzen des Verhaltens und erklären die unterschiedlichen Auswir-

kungen angenehmer und unangenehmer Folgen auf unser Verhalten. (Das Beispiel mit dem Kind, das nur einmal auf die heiße Herdplatte fasst, kann hier helfen.) Es hilft zudem, hier von kurzfristigem Gewinn und langfristigen Kosten zu sprechen.

7. Notieren Sie unter *K* (Kontingenz), wie häufig das kurzfristige *C* auf *R* folgt. Erklären Sie dem Patienten, dass intermittierende Verstärkung, also wenn der kurzfristige Gewinn zwar in den meisten, aber nicht in allen Fällen folgt, langsameres, aber dafür umso stärkeres Lernen bedingt.
8. Erklären Sie dem Patienten, dass alle Kategorien unter *R* nur schwer direkt zu beeinflussen sind – außer dem Verhalten. Was könnte er also in der Situation mit gleichen kognitiven, affektiven, imaginativen und körperlichen Reaktionen anders machen, um ein langfristig positives und an seinen Werten ausgerichtetes Ergebnis zu erzielen? Welche kurzfristigen Kosten müsste er dafür zahlen? Was wäre der langfristige Gewinn? Falls nötig, kann dieses alternative SORKC-Schema ebenfalls notiert werden.
9. Laden Sie den Patienten dazu ein, das neue Verhalten in den kommenden Tagen auszuprobieren. Hier kann es helfen, den Patienten ein wenig festzunageln. *Wann wollen Sie es tun? Morgen also, und um welche Uhrzeit? Wen genau wollen Sie anrufen?* Erinnern Sie an die Wichtigkeit von Akzeptanz und Bereitschaft (Kap. 3.1.1), sich unangenehmen Stimuli zu exponieren (Kap. 3.5.2) sowie werteorientierten Handelns (Kap. 3.9.1).

Zusatz: Im SORKC-Model geht es meist um Vermeidung, also Handlungen, die vor unangenehmen Gefühlen auftreten, im Gegensatz zu den *emotion-driven behaviors,* die nach unangenehmen Gefühlen auftreten (Kap. 3.3.3).

Literatur: Hautzinger (2015a); Kanfer und Saslow (1974)

3.5.2 Exposition: unangenehme Gefühle mit auf den eigenen Weg nehmen

Indikationen: Vermeiden und fehlender Mut, sich dem Gefürchteten zu stellen; hier nicht nur im Sinne der Angstbehandlung gemeint

Ziele: Akzeptanz für unangenehme Gefühle entwickeln; Motivation finden, neue Verhaltensweisen zu testen

Wirkmechanismus: Einsicht, dass man unangenehme Gefühle nicht wegmachen kann, jedoch sein Handeln nicht nach ihnen richten muss

Hierauf achten: Konkrete Verhaltensexperimente vereinbaren

Hilfreich vor/nach/mit: Akzeptanz und Bereitschaft (Kap. 3.1.1); Metaphern für den therapeutischen Prozess (Kap. 3.1.3); Die Lebenslinie legen (Kap. 3.2.2); Vermiedene Gefühle aktivieren und zulassen (Kap. 3.3.1); Überwältigende Gefühle regulieren (Kap. 3.3.2); Dysfunktionales emotionsmotiviertes Verhalten erkennen und ändern (Kap. 3.3.3); Alte Gefühle im Hier und Jetzt verändern (Kap. 3.3.4); Radikale Akzeptanz (Kap. 3.4.4); Verhaltensanalyse (Kap. 3.5.1); Selbstverstärkung (Kap. 3.5.3); Verhaltensaufbau und Verstärkerbilanz (Kap. 3.5.4); Die eigene Geschichte wichtig nehmen (Kap. 3.6.2); Begegnung mit Verstorbenen und Verschollenen (Kap. 3.6.3); Interpersonelle Diskriminationsübung (Kap. 3.7.1); Wunderfrage (Kap. 3.7.2); Grenzen ziehen (Kap. 3.7.3); Rollenspiel (Kap. 3.7.4); Werte und Ressourcen (Kap. 3.9.1); Unkonditionaler Selbstwert (Kap. 3.9.2); Eigenlob duftet (Kap. 3.9.4)

Alte Wege führen zu keinen neuen Türen. Sich einer unangenehmen Situation zu exponieren und mit den gefürchteten inneren Reaktionen zurechtzukommen, ist nötig, um neue Wege einzuschlagen. Meistens wissen die Patientinnen ganz genau, was sie tun und lassen würden, wenn diese Reaktionen nicht wären. Wir fürchten nämlich selten den Stimulus, sondern eher unsere Reaktion darauf – das ist die berühmte Angst vor der Angst. Diese Intervention ist eine Metapher aus der Akzeptanz- und Committmenttherapie und soll die Patientin dazu motivieren, ihr Handeln nicht nach den unangenehmen Gefühlen (d. h. Vermeidung [Kap. 3.5.1] oder *emotion-driven behaviors* [Kap. 3.3.3]), sondern nach ihren Vorstellungen (Kap. 3.9.1) auszurichten und sich den Gefühlen zu exponieren.

Ablauf

1. Identifizieren Sie mit der Patientin eine Situation, in der es ihr nicht gelingt, sich nach ihren eigentlichen Vorstellungen und Werten zu verhalten.
2. Erzählen Sie die Geschichte vom Monster an der Weggabelung. *Eine Wandersfrau machte sich eines Morgens auf, um eine Reise anzutreten. Ihr Ziel war ein Land, von dem sie schon lange geträumt hatte. Dort, so hoffte sie, seien die Häuser schön und groß, die Menschen freundlich und offen, die Parks grün und sauber und die Luft klar. Sie kannte den Weg und brauchte nur einen Schritt nach dem anderen zu gehen, um dort hinzukommen. Nachdem sie schon ein gutes Stück des Weges zurückgelegt hatte, erreichte sie eine Weggabelung. Der Weg in die Stadt ihrer Sehnsucht ging nach links ab, ein zweiter Weg nach rechts. Auf dieser Gabelung stand jedoch ein Monster und verwehrte ihr die Passage. Es war zottelig und hatte ein großes schleimtriefendes Maul, aus dem unverständliches Gebrabbel kam. Wild gestikulierend versuchte es, die Wanderin auf den Weg nach rechts zu leiten. Als sie versuchte, den linken Weg zu nehmen, wurde das Brabbeln des Monsters zu einem lauten Schreien, und das Monster fuchtelte noch heftiger mit den Armen.* Mach den Weg frei, ich will nach links, *rief die Frau.* Nein! Du kannst nur nach rechts abbiegen. Alles andere lasse ich nicht zu!, *jaulte das Monster.* Verschwinde! Ich will nicht, dass es dich gibt!, *kam von der Frau zurück. Da lachte das Monster,* Ich bin überall da, wo du auch bist. Also los,

lass uns gehen. *Die Frau dachte einen Moment nach (und erinnerte sich an alles, was sie über Akzeptanz und Bereitschaft unter* Kap. 3.1.1 *gelernt hatte).* Na gut, *sagte sie,* wenn das so ist, dann nehme ich dich einfach mit. Komm, wir gehen nach links. Und wenn du ein Teil von mir bist, dann will ich mich um dich kümmern. *Sie reichte dem Monster ein Taschentuch für seine schleimige Nase und ein Bonbon für seinen vom Schreien ganz rau gewordenen Hals. Dann nahm sie es an die Hand und ging nach links. Interessanterweise wehrte sich das Monster nur ein bisschen. Es grummelte und brummelte und zog ein bisschen an der Hand der Frau. Nach einiger Zeit wurde es jedoch immer ruhiger und trottete brav neben ihr her. Je weiter die beiden kamen, desto kleiner wurde das Monster. Es schrumpfte, bis es nur noch so groß wie ein Kind war.* Weißt du, *begann es,* ich habe dir immer Angst machen wollen, weil ich selber so Angst habe. Aber hier an deiner Hand fühle ich mich ganz wohl und ruhig. Ich komme jetzt gut allein zurecht. Danke dir! *Es drückte der Frau einen feuchten Schmatzer auf die Backe, löste sich aus ihrer Hand und stapfte querfeldein über die Wiesen davon. Die Frau erreichte bald darauf die schöne Stadt und begann ein Leben, wie sie es sich erträumt hatte.*

3. Besprechen Sie mit der Patientin, welche Möglichkeiten die Wanderin hatte, als das Monster sie nicht vorbeiließ und es keine Chance gab, den Weg ohne es fortzusetzen. Kann es sein, dass das Monster von vornherein eigentlich gerne mitgenommen werden wollte?
4. Was bedeutet das für die Situation der Patientin? Wo ist ihre Weggabelung? Wie genau sieht ihr Monster aus, welche Gefühle stellt es dar? Ist sie bis jetzt immer den Weg des Monsters, den Weg der Vermeidung gegangen? Was würde es für sie bedeuten, das Monster mit auf den Weg zu nehmen? Welche Stadt möchte sie einmal erreichen? Hier lohnt es sich, ein SORKC-Schema zu erstellen (Kap. 3.5.1) und *emotion-driven behaviors* zu untersuchen (Kap. 3.3.3).
5. Leiten Sie ein Verhaltensexperiment für die Zeit zwischen den Sitzungen von der Übung ab. Am besten so konkret wie möglich (Situa-

tion, Ort, Zeit und beteiligte Personen) und wiederholt im Laufe der Therapie.

Literatur: Wengenroth (2012)

3.5.3 Selbstverstärkung: sich für neues Verhalten belohnen (wenn es sonst keiner macht)

Indikationen: Notwendigkeit, neues Verhalten aufzubauen angesichts unklarer oder mangelnder externer Verstärkung

Ziele: Gewünschte Verhaltensweisen aufbauen

Wirkmechanismus: Operante Konditionierung

Hierauf achten: Nur wirklich positiv besetzte Verstärker nutzen; kein Vermeidungsverhalten verstärken

Benötigt: Flipchart oder Stift und Papier

Hilfreich vor/nach/mit: Übertragungshypothesen (Kap. 3.2.3); Familienmotto (Kap. 3.2.4); Überwältigende Gefühle regulieren (Kap. 3.3.2); Dysfunktionales emotionsmotiviertes Verhalten erkennen und ändern (Kap. 3.3.3); Spaltentechnik: automatische Gedanken (Kap. 3.4.2); Das konstruierte Selbst (Kap. 3.4.3); Verhaltensanalyse (Kap. 3.5.1); Exposition (Kap. 3. 5.2); Verhaltensaufbau und Verstärkerbilanz (Kap. 3.5.4); Die eigene Geschichte wichtig nehmen (Kap. 3.6.2); Grenzen ziehen (Kap. 3.7.3); Rollenspiel (Kap. 3.7.4); Werte und Ressourcen (Kap. 3.9.1); Unkonditionaler Selbstwert (Kap. 3.9.2); Eigenlob duftet (Kap. 3.9.4)

Die Idee der Selbstverstärkung fußt auf den Prinzipien der operanten Konditionierung und ist deswegen besonders sinn- und wirkungsvoll nach der Verhaltensanalyse (Kap. 3.5.1) oder der Identifikation dysfunktionaler *emotion-driven behaviors* (Kap. 3.3.3) einsetzbar. Selbstverstärkung bringt einige Vorteile mit sich. Die Patientin macht sich ein Stück weit unabhängig von den Reaktionen des Umfelds auf neue Verhaltensweisen. In einem Konflikt für sich einzustehen kann z. B. den Widerstand der anderen Person noch erhöhen, was dann als positive Bestrafung auf das geübte Verhalten wirken kann. Weiter wird das innere Empfinden als Maßstab für eigenes Verhalten aufgebaut und es entwickelt sich ein wohlwollender und unterstützender Blick auf sich selbst. Schließlich ist Selbstverstärkung besonders wichtig, wenn es kein Umfeld gibt, das verstärkend auf das neue Verhalten reagieren könnte und wenn die Verhaltensweisen nicht offen erkennbar sind (z. B. einen hilfreichen Gedanken denken).

Ablauf

1. Identifizieren Sie das Verhalten, das aufgebaut werden soll. Am besten erfolgt dies mittel eines SORKC-Schemas (Kap. 3.5.1) oder der Übung zu *emotion-driven behaviors* (Kap. 3.3.3).
2. Besprechen Sie gemeinsam, ob das neue Verhalten in einem potentiell verstärkenden Umfeld stattfindet und ob es eher offen oder verdeckt stattfindet.
3. Sammeln Sie am Flipchart potentiell geeignete Verstärker. Dies können lobende und wertschätzende Gedanken oder laut ausgesprochene Sätze, Belohnungen in Form eines Kaffees, Tees, einer Praline, einer kleinen Auszeit in der Sonne, einer Dusche mit einem wohlriechenden Shampoo oder ein Telefonat mit einer lieben Person sein. Hier sind der Fantasie keine Grenzen gesetzt, wichtig ist nur, dass die Verstärker nicht ambivalent oder konflikthaft besetzt sind und für die Patientin zugänglich sind. Neben diesen positiven Verstärkern sind auch negative Verstärker denkbar, jedoch etwas schwieriger zu identifizieren. Sätze und Gedanken können auch auf einen Zettel geschrieben und mitgenommen oder in einem Gegenstand (z. B. Edelstein) verankert werden.

4. Legen Sie das Kontigenzschema fest, also mit welcher Frequenz nach dem Verhalten belohnt werden soll. Diese sollten realistisch und machbar sein. So ist es z. B. nicht so gut möglich, nach einem neuen Verhalten in der Arbeit danach eine Dusche zu nehmen oder einen langen Spaziergang zu machen. Eine Kaffeepause jedoch schon.
5. Legen Sie eine konkrete Situation fest, in der die Patientin zwischen den Sitzungen die Selbstverstärkung üben will. Zu Beginn können auch kleinere Annäherungen an das Zielverhalten mit kleineren Belohnungen verstärkt werden (Shaping). Achten Sie darauf, dass das Verhalten immer wieder über den Verlauf der Therapie geübt und sinnvoll selbstverstärkt wird.

Literatur: Reinecker (2015)

3.5.4 Verhaltensaufbau und Verstärkerbilanz

Indikationen: Inaktivität, Initiativlosigkeit; wenig Zugang zu Verstärkern

Ziele: Gewünschtes Verhalten aufbauen; Verstärkerbilanz verbessern

Wirkmechanismus: Identifikation geeigneten Verhaltens und dessen schrittweiser Aufbau

Hierauf achten: Möglichkeiten zum Ausüben des Verhaltens müssen gegeben sein

Benötigt: Flipchart oder Stift und Papier

Hilfreich vor/nach/mit: Akzeptanz und Bereitschaft (Kap. 3.1.1); Die Lebenslinie legen (Kap. 3.2.2); Überwältigende Gefühle regulieren (Kap. 3.3.2); Dysfunktionales emotionsmotiviertes Verhalten erkennen und ändern (Kap. 3.3.3); Das konstruierte Selbst (Kap. 3.4.3);

Verhaltensanalyse (Kap. 3.5.1); Exposition (Kap. 3.5.2); Selbstverstärkung (Kap. 3.5.3); Interpersonelle Diskriminationsübung (Kap. 3.7.1); Wunderfrage (Kap. 3.7.2); Grenzen ziehen (Kap. 3.7.3); Rollenspiel (Kap. 3.7.4); Schlafhygiene (Kap. 3.8.1); Werte und Ressourcen (Kap. 3.9.1); Sitze ich gut (im Leben)? (Kap. 3.9.3)

Inaktivität gilt vor allem bei der Depression als pathogener und erhaltender Faktor (Lewinsohn 1974), da sie zu einem verminderten Zugang zu Verstärkern führt. Dies kann eine Abwärtsspirale in Gang bringen, in der sich sozialer Rückzug und niedergedrückte Stimmung gegenseitig bedingen und die Aktivität immer mehr abnimmt, da die verstärkenden Folgen ausbleiben. Als mögliche Folge gerät der Patient in einen Zustand der erlernten Hilflosigkeit (Seligman 1975), in der er das Gefühl hat, nicht beeinflussen zu können, wie er sich fühlt, und dass seine Handlungen keinen vorhersagbaren Effekt haben.

Auch viele Patienten mit anderen Diagnosen haben häufig Aktivitäten, die ihnen früher Freude bereitet haben, aufgegeben und beschäftigen sich zu einem Großteil ihrer Zeit mit der Störung. Ihre Verstärkerbilanz, also das Verhältnis aus angenehmen und unangenehmen Erfahrungen, ist aus dem Gleichgewicht geraten. Dem Alltagsstress und der Belastung durch die Störung wird nur wenig Verstärkendes und Belohnendes entgegengesetzt. Einige Patienten erliegen zudem dem Trugschluss, dass man sich erst besser fühlen müsse, bevor man wieder aktiv werden könne. Dabei ist es genau andersherum!

Die Übung soll helfen geeignete Aktivitäten zu identifizieren und ihre Häufigkeit zu erhöhen, um den Zugang zu Verstärkern und damit die Verstärkerbilanz zu verbessern.

Ablauf

1. Verdeutlichen Sie die Wichtigkeit proaktiven Verhaltens für eine verbesserte Stimmung und die langfristige Überwindung der Symptome. Sie können das Bild eines Schiffes verwenden, das ohne Mann am Steuer über das Meer treibt, wohin die Wellen es lenken. Es sei nun wichtig, dass er sich an das Steuer stelle und das Boot zu lenken beginne.
2. Stellen Sie gemeinsam die Verstärkerbilanz auf. Dazu eignet es sich, am Flipchart zwei Spalten zu ziehen oder eine Waage zu zeichnen, in deren Schalen angenehme und unangenehme Aktivitäten gelegt werden können. Wie sieht die Bilanz aus? Wie viel muss gegengesteuert oder auf der unangenehmen Seite abgebaut werden?
3. Erarbeiten Sie gemeinsam das Ausgangsniveau der Aktivitäten. Wie häufig in der Woche geht der Patient diesen Tätigkeiten nach? Wie häufig hat er die Möglichkeit und entscheidet sich dagegen?
4. Sind genügend potentiell verstärkende Aktivitäten im Repertoire der Patienten, gilt es, deren Frequenz zu erhöhen. Hat der Patient wenige Ideen für geeignete Aktivitäten, sammeln Sie gemeinsam am Flipchart. Eine geeignete Aktivität muss für den Patienten machbar und zugänglich sein. Zudem sollte die Wahrscheinlichkeit einer angenehmen Konsequenz hoch sein. Besprechen Sie auch, dass Alltagstätigkeiten wie Waschen und Essen nicht dazugehören und dass die Unternehmungen proaktiv vom Patienten initiiert werden müssen. Bei Patienten mit starker Antriebslosigkeit oder geringem Ausgangsniveau ist es besonders wichtig, für den Anfang sehr einfache Aktivitäten zu wählen, z. B. jemanden anrufen, eine Blume pflanzen, ein Kapitel in einem Buch lesen. Endlich den Tenniskurs zu beginnen oder eine Party zu veranstalten, könnte anfangs überfordernd sein und Frustrationspotential in sich bergen. Anfangs geht es vor allem darum, das allgemeine Aktivitätsniveau zu erhöhen. Überlegen Sie auch, ob es Aktivitäten gibt, die abgebaut werden sollten.

5. Verdeutlichen Sie, dass Aktivitätenaufbau langsam und graduell vonstatten geht und Sie im Laufe der Therapie immer wieder darauf zurückkommen werden. Auch werden sich vielleicht nicht beim ersten Mal direkt positive Effekte einstellen, im Gegenteil, anfangs kann es sogar mit unangenehmen Gefühlen verbunden sein. Dann heißt es: gegen das Gefühl handeln (Kap. 3.1.1)! Legen Sie nun fest, welche niederschwelligen Aktivitäten der Patient schon bis zur nächsten Sitzung ausprobieren kann. Vereinbaren Sie konkret, wann, wo und mit wem die Aktivität durchgeführt werden soll. Welche Hilfsmittel sind dazu nötig?

Zusatz: Der Aktivitätenaufbau ist keine Intervention, die in einer Sitzung ihre volle Wirkung entfaltet. Eher geht es darum, am Ball zu bleiben und kontinuierlich, die Therapie begleitend, die Verstärkerbilanz in ein Gleichgewicht oder Übergewicht auf der angenehmen Seite zu bringen. Dazu muss immer wieder das Aktivitätsniveau überprüft und aufrechterhalten werden. Zu Beginn sind die Aktivitäten eher niederschwellig und unspezifisch, über die Wochen sollen sie jedoch immer spezifischer und an den Werten (Kap. 3.9.1) des Patienten ausgerichtet sein. So kann sich eine Kette vom Pflanzen einer Blume bis hin zum Tenniskurs entwickeln.

Literatur: Meinlschmidt und Hellhammer (2015)

3.6 Imagination

3.6.1 Sicherer Ort und Wohlfühlraum: Stabilisierung bei belastenden Bildern und Ressourcen im Alltag

Indikationen: Belastende Intrusionen; Aufkommen belastender Bilder in der Imagination; Gefühl, dass die Welt ein unsicherer Ort ist

Ziele: Einen sicheren und jederzeit zugänglichen Ort installieren und mit Emotionen und Körperempfindungen verknüpfen

Wirkmechanismus: Konstruktion eines sicheren Ortes mit allen Gestaltungsmöglichkeiten; Verankern des Orts im Unterbewusstsein

Hierauf achten: Erst aufhören, wenn der Ort komplett sicher gegen die größte Bedrohung ist

Hilfreich vor/nach/mit: Alte Gefühle im Hier und Jetzt verändern (Kap. 3.3.4); Begegnungen mit Verstorbenen und Verschollenen (Kap. 3.6.3); Dissoziation verhindern und unterbrechen (Kap. 3.8.4)

Der sichere Ort erfüllt je nach Indikation verschiedene Funktionen (Schwegler 2014). So dient er als Wohlfühlort, wenn die Welt bedrohlich scheint. In einer kurzen Pause können wir die Augen schließen, im Inneren dorthin zurückkehren und das Gefühl der Geborgenheit mit in den Alltag nehmen. Der sichere Ort bietet jedoch auch Zuflucht bei Flashbacks und belastenden Bildern in der Imagination. Wenn Sie die Übung im Rahmen einer Traumatherapie durchführen, müssen Sie besonders darauf achten, dass der Ort komplett geschützt ist gegen die in der Wahrnehmung des Patienten größte Gefahr und nichts enthält, was an die traumatische Situation erinnert.

Ablauf

1. Besprechen Sie mit dem Patienten, welche Funktion der Ort haben soll. Geht es um einen Wohlfühlraum oder einen gegen jeden Angriff geschützten Rückzugsort?
2. Bitten Sie den Patienten, die Augen zu schließen oder, wenn das nicht geht, mit den Augen einen festen Punkt im Raum zu fixieren. Helfen Sie ihm in die Imagination, indem Sie körperliche Empfindungen nach innen verlagern: *Wenn Sie möchten, dürfen Sie sich jetzt ganz auf das fokussieren, was Sie in Ihrem Körper fühlen. Die Füße, wie sie auf dem Boden stehen und Ihnen Halt geben … die Oberschenkel, die so angenehm auf dem Stuhl aufliegen und sich warm anfühlen … und der Rücken, der durch die Lehne gestützt Ihnen Stabilität gibt.*
3. Bitten Sie den Patienten, sich den Ort vorzustellen und ihn zu beschreiben: *Und vielleicht sind Sie nun an einem Ort, an dem Sie sich gut und sicher fühlen. Was sehen Sie dort?* Machen Sie sich stichpunktartige Notizen dazu, um über diese Details den Ort später induzieren zu können, wenn es (im Notfall) nötig sein sollte.
4. Gehen Sie nun auf die weiteren Sinneswahrnehmungen ein: *Und wenn es an diesem Ort Geräusche gäbe, was würden Sie dann hören? … Und vielleicht können Sie auch etwas riechen an diesem Ort, was könnte das sein? … Und wenn Sie sich nun darauf konzentrieren, was Sie auf ihrer Haut spüren, was spüren Sie da? Hat der Ort vielleicht eine bestimmte Temperatur? … Und wenn Sie nun darauf achten, welche Körperhaltung Sie haben, wie wäre das? Sitzen oder liegen Sie zum Beispiel?* Hier ist es hilfreich, die Aussagen des Patienten öfter zu wiederholen und zusammenzufassen, um die Details tiefer zu verankern.
5. Gehen Sie nun auf den Aspekt der Sicherheit ein: *Und Sie merken vielleicht, dass Sie sich wohl fühlen an dem Ort … Sie fühlen sich auch ganz sicher und geborgen dort, stimmt das?* Wiederholen sie ruhig die Frage, denn hier müssen Sie ganz sicher sein. Wenn der Patient jetzt zögert oder verneint, fragen Sie weiter. *Vielleicht fehlt*

noch etwas, damit Sie sich ganz sicher und geborgen fühlen können. Und wenn Sie das einfach an den Ort holen würden, was könnte das sein? Und wenn dann immer noch etwas fehlt, können Sie Bilder aufsteigen lassen, die es Ihnen zeigen.

6. Hier ist es wieder hilfreich, die Aussagen des Patienten öfter zu wiederholen und zusammenzufassen, um die Details tiefer zu verankern.
7. Verankern Sie das sichere Gefühl und die entsprechende Körperempfindung: *Jetzt können Sie ganz offen und neugierig in sich hineinfühlen, wie es so ist, an diesem Ort zu sein. Wo spüren Sie dieses angenehme und ganz beruhigende Gefühl der Geborgenheit und der Sicherheit?* Wiederholen und paraphrasieren Sie auch hier häufig genug.
8. Nun wird der Ort Gefahren ausgesetzt, um seine tatsächliche Sicherheit zu überprüfen und gegebenenfalls zu verbessern. Monster bieten sich für diesen Test als neutrale, da nicht realistische Kreaturen an. Sonst sind auch Tiere eine Möglichkeit. *Wie wäre es nun, wenn ein kleines Monster versuchen würde, in den Raum einzudringen? Würde das gehen?* Verneint der Patient, gehen Sie über zu größeren Monstern oder Tieren. Sobald er bejaht, müssen die Sicherheitsvorkehrungen verbessert werden. Hier sind der Fantasie keine Grenzen gesetzt. *Was müsste da sein, damit das Monster nicht hereinkann?* Wahrscheinlich entwickelt der Patient Bilder. Wenn nicht, schlagen Sie vor: Mauer, Elektrozaun, Eisentür unter Strom, Soldaten mit Panzern, magische Symbole, Zaubersprüche, Fallen etc. Leiten Sie den Patienten an, wie er selbst diese Vorkehrungen installiert: *Dann dürfen Sie jetzt die Mauer mit dem Elektrozaun um den Ort ziehen. Vielleicht verarbeiten Sie dicke Eisenstangen, um die Mauer noch stabiler zu machen.*
9. Leiten Sie den ultimativen Test ein. *Und wenn Sie überlegen, was das Schlimmste wäre, was Ihnen passieren könnte … das Bedrohlichste, wovor der Ort Sicherheit bieten muss … kann der Ort Sie davor schützen?* Wenn der Patient bejaht, gehen Sie den ganzen Raum noch einmal mit allen sensorischen, emotionalen und technischen Details durch. Falls der Patient verneint, finden Sie heraus, was noch fehlt, und installieren es im Raum.

10. Holen Sie den Patienten zurück: *Wenn Sie möchten, fokussieren Sie sich noch einmal auf das angenehme Gefühl, das der Ort gegen alles Bedrohliche Schutz bietet … Und vielleicht möchten Sie sich in den nächsten Tagen einmal an dieses Gefühl und den Ort erinnern, wenn Sie sich bedroht fühlen … Wenn Sie möchten, kommen Sie nun langsam zurück in das Hier und Jetzt. Ich zähle runter und Sie öffnen die Augen in 5, 4, 3, 2, 1.*

Zusatz: Die Übung kann mit dem Handy oder anders aufgenommen werden und dem Patienten zum Üben mit nach Hause gegeben werden.

Literatur: Schwegler (2014)

3.6.2 Die eigene Geschichte wichtig nehmen: Meine Skulptur im Lebensmuseum

Indikationen: Aufopfernd-selbstlose Haltung, die eine Auseinandersetzung mit den eigenen Problemen verhindert

Ziele: Ein Bild der Wichtigkeit der eigenen Geschichte als Ressource installieren

Wirkmechanismus: Imaginieren der eigenen Geschichte als einzigartige Skulptur

Hilfreich vor/nach/mit: Metaphern für den therapeutischen Prozess (Kap. 3.1.3); Die Herkunftsfamilie aufstellen (Kap. 3.2.1); Die Lebenslinie legen (Kap. 3.2.2); Übertragungshypothesen (Kap. 3.2.3); Glaubenssätze (Kap. 3.4.1); Exposition (Kap. 3.5.2); Selbstverstärkung (Kap. 3.5.3); Rollenspiel (Kap. 3.7.4); Unkonditionaler Selbstwert (Kap. 3.9.2); Eigenlob duftet (Kap. 3.9.4)

Kindern von Eltern mit psychischen Störungen haben ein erhöhtes Risiko, später selbst unter psychischen Problemen zu leiden (Cooklin 2006). Häufig finden sich in unseren Therapieräumen parentifizierte Mädchen ein, die zu Meisterinnen im Entschuldigen und Erklären der schwierigen Geschichte ihrer Eltern herangewachsen sind. Dem *Die hatten es auch nicht leicht* oder *Ich verstehe schon, warum die so waren* folgt gerne ein *Ich darf mich gar nicht beschweren.* Der apologetische Teil dieser Haltung kann hilfreich sein, um ein heilsames Bild zu konstruieren, in dem die wichtigen Bezugspersonen nicht mit Absicht die Bedürfnisse des Kindes missachtet, sondern innerhalb ihrer Grenzen ihr Bestes getan haben. Der selbstlose, aufopfernde Teil dieser Haltung ist jedoch problematisch und steht oft einer ernsthaften Auseinandersetzung mit dem eigenen Leid in der Kindheit im Weg. Glaubenssätze wie *Wenn ich meine Gefühle zeige, überfordere ich mein Gegenüber* oder *Meine Probleme sind nicht wichtig* verbieten es den Patientinnen, sich um sich selbst zu kümmern.

Die folgende Imaginationsübung soll die eigene Geschichte aus dem Schattendasein holen und ihr einen wichtigen und zentralen Platz in der inneren Welt der Patientin geben. Dieses Bild und die damit verknüpften Gefühle können in den Alltag genommen und als Ressource verwendet werden.

Ablauf

Folgender Text dient als Muster für die Imaginationsübung und kann an die individuelle Situation der Patientin angepasst werden.

Bitten Sie die Patientin, die Augen zu schließen oder, wenn das nicht geht, mit den Augen einen festen Punkt im Raum zu fixieren. Helfen Sie ihr in die Imagination, indem Sie körperliche Empfindungen nach innen verlagern: *Wenn Sie möchten, dürfen Sie sich jetzt ganz auf das fokussieren, was Sie in Ihrem Körper fühlen. Die Füße, wie sie auf dem Boden stehen und Ihnen Halt geben … die Oberschenkel, die so angenehm auf dem Stuhl aufliegen und sich warm anfühlen … und der Rücken, der durch die Lehne gestützt Ihnen Stabilität gibt.*

Imaginationsübung

Sie verlassen nun diesen Raum und finden sich auf einem großen Platz vor einem schönen Gebäude wieder. Vielleicht sieht es aus wie ein griechischer Tempel oder eine ehrwürdige mit Efeu bewachsene Universität. Die hohen Holztüren lassen sich erstaunlich leicht öffnen und Sie treten in eine offene helle Halle … Licht scheint durch große Fenster in der hohen Decke … alles ist hell und warm. Der Boden ist mit glänzendem Marmor ausgelegt, und aus einem kleinen Brunnen plätschert Wasser, in dem sich die Sonnenstrahlen brechen. Und Sie spüren, dies ist ein ganz besonderer Ort … Er hat eine ganz eigene Atmosphäre … und vielleicht bekommen Sie ein Gefühl der Wichtigkeit und der Erhabenheit. Sie merken, dieses Haus ist ganz besonderen Dingen vorbehalten.

Sie beginnen, durch die große Halle zu gehen und sich umzusehen. An den Wänden hängen Bilder, die mit einzigartigen Farben mit feinem Pinselstrich gemalt wurden. Auf ihnen sind Menschen dargestellt, die alle möglichen alltäglichen Dinge verrichten. Ein Paar hält sich eng umschlungen. Ein Mann vergräbt sein Gesicht in seinen Händen. Kinder spielen auf einer Wiese. Ihr Blick fällt auf Marmorstatuen, die so lebendig aussehen, dass man meint, gleich würden sie sich bewegen. Ein Mann bei der Arbeit. Eine Mutter, die ihr Kind stillt.

Und dann betreten Sie vielleicht einen Nebenraum. Auch hier fällt warmes Licht durch eine Glaskuppel. In der Mitte des Raumes stehen drei Sockel nebeneinander. Auf den beiden äußeren stehen Skulpturen, die mittlere ist leer. Sie sehen auf die linke Skulptur und erkennen sofort, was sie darstellt: Es ist die Geschichte ihrer Mutter … Einzigartig, schön und schmerzvoll … und Sie können die Schönheit sehen und den Schmerz fühlen … Und sie erkennen sofort auch die rechte Skulptur: Es ist die Geschichte ihres Vaters. Auch sie einzigartig, schön und schmerzvoll … und auch hier sehen Sie die Schönheit und spüren den Schmerz. Der Sockel in der Mitte ist leer.

Vielleicht sehen sich weiter in dem Raum um und entdecken in einer Ecke einen groben Leinensack. Sie bücken sich, öffnen ihn und holen eine Skulptur heraus. Sie wissen sofort, was das ist. Es ist die Skulptur Ihrer eigenen Geschichte … Es fühlt sich ganz warm an, als Sie die Skulptur in die Hand nehmen. Und nun wissen Sie auch, wofür der dritte Sockel bestimmt ist. Behutsam tragen Sie die Skulptur in die Mitte des Raumes und stellen sie auf den freien Sockel in der Mitte, auf ihren rechtmäßigen Platz. Und tatsächlich, auf dem Schild an dem Sockel steht: Deine Geschichte.
Sie treten einen Schritt zurück und betrachten die drei Skulpturen. Alle drei einzigartig, schmerzvoll und schön. Jede hat einen wichtigen Platz und Ihre steht in der Mitte … Vielleicht verneigen Sie sich sogar vor dem Kunstwerk, das Ihr Leben darstellt, um auszudrücken, wie wichtig es Ihnen ist. Sie spüren ein Gefühl der Erhabenheit und der Bedeutsamkeit … Und vielleicht erinnern Sie sich in den nächsten Tagen einmal an Ihre Skulptur und an dieses Gefühl.
Und wenn Sie möchten, kommen Sie nun langsam zurück in das Hier und Jetzt. Ich zähle runter und Sie öffnen die Augen in 5, 4, 3, 2, 1.

Zusatz: Die Übung kann mitunter heftige Emotionen auslösen und bedarf, wenn nicht unbedingt einer Nachbesprechung, jedoch einer Cool-down-Phase. Vielleicht ist es sogar ganz gut, nach dieser Übung nicht mehr inhaltlich zu sprechen, um das bittersüße Gefühl der verarbeitenden Trauer aktiv zu halten. Bieten Sie der Patientin an, in Ihrem Zimmer oder dem Wartebereich bleiben zu können, bis Sie gut nach Hause gehen kann. Erinnern Sie sie daran, dass sie sich die Bilder und das Gefühl in den nächsten Tagen vergegenwärtigen kann.

3.6.3 Begegnung mit Verstorbenen und Verschollenen: Was ich noch sagen wollte

Indikationen: Wunsch, mit Verstorbenen oder Verschollenen zu sprechen (bei Kontaktabbruch besser Kontaktaufnahme erwägen)

Ziele: Offene Themen klären; Abschied nehmen; Versöhnung; Wut loswerden

Wirkmechanismus: Imagination und Konstruktion einer Begegnung

Hierauf achten: Bei Tätern ist Versöhnung kein geeignetes Ziel, und auch der Ort in der Imagination darf nicht mit der Tat assoziiert sein; genügend Zeit für Cool-down einplanen.

Hilfreich vor/nach/mit: Die Herkunftsfamilie aufstellen (Kap. 3.2.1); Radikale Akzeptanz (Kap. 3.4.4); Exposition (Kap. 3.5.2); Sicherer Ort und Wohlfühlraum (Kap. 3.6.1); Dissoziation verhindern und unterbrechen (Kap. 3.8.4)

Es kann schmerzvoll sein, wenn Menschen plötzlich aus unserem Leben gerissen werden und wir nicht mehr mit ihnen sprechen können, obwohl es noch vieles zu sagen gegeben hätte. Ebenso kann es in komplizierten Beziehungen zu Lebzeiten der anderen Person nicht möglich gewesen sein, sich offen zu unterhalten, Verletzungen anzusprechen und sich zu versöhnen. Geht nun die Person aus dem Leben, bleibt bei uns oft ein Gefühl des Bedauerns, die Zeit nicht genutzt zu haben. Eine solche Begegnung kann aber stattfinden, auch wenn die Person nicht mehr lebt, nämlich in der Imagination. Ein Vorteil der Imagination ist, dass Sie beeinflussen können, wie die imaginierte Person reagiert. So können Sie die Begegnung sanft in Richtung Versöhnung, Vergebung und Öffnung lenken. Dies gelingt besser, wenn seit dem Tod der Person schon einige Monate vergangen sind.

Vieles von dem, was in der Psychotherapie passiert, ist Konstruktion und Narrativbildung. Häufig geht es darum, eine Geschichte, in der sich alles vom Guten zum Schlechten wandelt, umzuerzählen, sodass sich die Dinge wieder zum Guten wenden. So war der Vater vielleicht nicht gefühlskalt und desinteressiert, sondern traumatisiert von seiner Kindheit im Krieg, und sein größter Schmerz im Leben war, dass er seiner Tochter nie seine Liebe zeigen konnte. Dann gilt es eher, der Trauer über diesen Verlust Raum zu geben und ein neues und versöhnlicheres Bild des Vaters zu konstruieren. Die folgende Übung ist an diesem Beispiel entlang beschrieben. Geht es eher in einem ersten Schritt darum, Wut und Vorwürfe abzuladen (später sollte eine Art Versöhnung folgen), ist es hilfreich, wenn die andere Person sich zunächst alles anhört, was der Patientin wichtig ist, und so lange schweigt, bis alles gesagt ist. Bei Kontaktabbruch mit noch lebenden Personen besprechen Sie besser, wie eine Kontaktaufnahme aussehen könnte.

Ablauf

1. Es ist hilfreich, wenn Sie im Vorfeld schon etwas über die Biografie der Patientin und die Atmosphäre in der Herkunftsfamilie erfahren haben, z. B. mit den Übungen aus Kapitel 3.2.
2. Klären Sie mit der Patientin, um welches Thema es bei der Begegnung gehen soll. Natürlich können sich im Laufe der Übung noch weitere Aspekte ergeben. Vielleicht hilft es auch, einen Ort der Begegnung festzulegen. Dies kann aber auch während der Imagination geschehen.
3. Bitten Sie die Patientin, die Augen zu schließen oder, wenn das nicht geht, mit den Augen einen festen Punkt im Raum zu fixieren. Helfen Sie ihr in die Imagination, indem Sie körperliche Empfindungen nach innen verlagern. *Wenn Sie möchten, dürfen Sie sich jetzt ganz auf das fokussieren, was Sie in Ihrem Körper fühlen. Die Füße, wie sie auf dem Boden stehen und Ihnen Halt geben … die Ober-*

schenkel, die so angenehm auf dem Stuhl aufliegen und sich warm anfühlen … und der Rücken, der durch die Lehne gestützt Ihnen Stabilität gibt.

4. Leiten Sie die Begegnung mit der Person (im Beispiel der Vater) ein, in dem Sie sich eine sensorische Beschreibung des Ortes geben lassen. Hierbei eignen sich Orte aus dem Elternhaus, an denen sich der Vater typischerweise aufhielt. *Beschreiben Sie mir das Wohnzimmer, in dem Sie sich treffen werden … Wie ist das Licht? … Vielleicht riechen Sie etwas? … Wo sitzen Sie? … Gibt es dort Geräusche?*
5. Holen Sie die andere Person dazu. *Und wenn Sie sich nun darauf konzentrieren, wie Ihr Vater ausgesehen hat, können Sie ihn vielleicht das Zimmer betreten lassen … Und wenn er reinkommt, nehmen Sie vielleicht ein leises Lächeln auf seinem Gesicht wahr, und Sie spüren, wie er Sie mit Wohlwollen anblickt. Wie ist er angezogen? … Und wie begrüßt er Sie? Wie sind Sie zueinander im Raum positioniert für das Gespräch?*
6. *Und vielleicht können Sie sich erlauben, Ihrem Vater in die Augen zu sehen. Und es könnte sein, dass Sie dann all die Trauer und den Schmerz über das, was Sie nicht sagen konnten und nicht bekommen haben, spüren. Und vielleicht können Sie sich auch diesen Schmerz erlauben und können ihm weiter in die Augen blicken.* Hier können schon starke Emotionen auftreten, mit denen Sie aber nichts machen müssen, außer ihnen Raum zu geben.
7. Wenn die erste Flut an Emotionen vorüber ist, leiten Sie das Gespräch ein. *Wenn Sie so in sich hineinspüren, dann finden Sie vielleicht etwas, das Sie ihrem Vater sagen möchten … etwas, worüber Sie zu seinen Lebzeiten nicht sprechen konnten. Was könnte das sein?* Geben Sie der Patientin genug Zeit zu sprechen.
8. Überprüfen Sie die Reaktion des Vaters. *Wie reagiert er auf das, was Sie sagen? Wie ist sein Blick? Und wenn Sie sich ganz auf ihn und seine Lebensgeschichte konzentrieren, gibt es vielleicht etwas, was er Ihnen sagen möchte?*

9. Wenn vom Vater nur Vorwürfe kommen, kann das ein Zeichen dafür sein, dass die Patientin noch zu viel Wut in sich trägt. Diese Wut überdeckt noch die Trauer, die jedoch wichtig ist, da sie den Weg zur Versöhnung öffnet. Dann hilft es, zuerst dieser Wut Luft zu machen. *Und vielleicht spüren Sie diese ganze angestaute Wut in sich über all das, was Ihnen gefehlt hat und was Sie nie sagen konnten. Wenn Sie sich einmal erlauben würden, alle Schranken zu öffnen und diese Wut herauszulassen, wie würde das aussehen? … Was würden Sie sagen?*
10. Fragen Sie, was der Vater antwortet. *Was sagt jetzt Ihr Vater zu Ihnen?* Fällt es der Patientin schwer, den Vater versöhnliche Sätze sagen zu lassen, können Sie nachhelfen. Hierzu ist es wichtig, die Geschichte des Vaters ein wenig zu kennen. *Und wenn Sie darauf achten, was er sagt, dann hören Sie ihn vielleicht in seiner ganz typischen Stimme sagen, dass er sich immer gewünscht habe, mehr Gefühle zeigen zu können. Und dass es sein größter Schmerz im Leben sei, dass Sie dafür bezahlen müssen.*
11. Das kann so hin- und hergehen, bis die Patientin alles gesagt hat, was sie (für heute) sagen möchte. Die Intervention steuert zwar auf Annäherung zu, der Ausgang ist jedoch offen, und in späteren Stunden kann darauf aufgebaut werden.
12. *Und wenn Sie möchten, kommen Sie nun langsam zurück in das Hier und Jetzt. Ich zähle runter und Sie öffnen die Augen in 5, 4, 3, 2, 1.*

3.6.4 Der weise Narr: sich selbst beraten und Entscheidungen treffen

Indikationen: Ambivalenz und schwierige Entscheidungen

Ziele: Lösungen in sich selbst entdecken

Wirkmechanismus: Distanzieren vom Problem; Aktivieren lösungsorientierter Prozesse

Hierauf achten: Die beiden Figuren sollten Extrempositionen darstellen

Hilfreich vor/nach/mit: Für und Wider einer Therapie abwägen (Kap. 3.1.2); Das konstruierte Selbst (Kap. 3.4.3); Grenzen ziehen (Kap. 3.7.3); Rollenspiel (Kap. 3.7.4); Sitze ich gut (im Leben)? (Kap. 3.9.3)

Die Übung soll helfen, in ambivalenten Situationen Lösungen zu finden und Entscheidungen zu treffen. Dazu werden in der Imagination zwei Figuren erschaffen. Auf der einen Seite ein Narr, den das Problem des Patienten ins Extreme gesteigert plagt und der sich in keinerlei Art zu helfen weiß. Auf der anderen Seite ein Weiser, der niemals überhaupt so ein Problem haben könnte und der genau weiß, wie man mit so etwas umgehen muss. Der Weise berät nun den Narren und der Patient kann sich anhören, was er zu sagen hat. Die Konstruktion dieser beiden Figuren schafft Distanz zwischen Patient und Problem und verhindert, dass seine üblichen Sicherheitsstrategien eine Lösung blockieren.

Ablauf

1. Bitten Sie den Patienten, die Augen zu schließen oder, wenn das nicht geht, mit den Augen einen festen Punkt im Raum zu fixieren. Helfen Sie ihm in die Imagination, indem Sie körperliche Empfindungen nach innen verlagern. *Wenn Sie möchten, dürfen Sie sich jetzt ganz auf das fokussieren, was Sie in Ihrem Körper fühlen. Die Füße, wie sie auf dem Boden stehen und Ihnen Halt geben … die Oberschenkel, die so angenehm auf dem Stuhl aufliegen und sich warm anfühlen … und der Rücken, der durch die Lehne gestützt Ihnen Stabilität gibt.*

2. Leiten Sie den Patienten dabei an, sich den Narren vorzustellen. *Und wenn Sie sich nur auf Ihr Problem konzentrieren, dann können Sie sich vielleicht eine Person vorstellen, die genau dasselbe Problem hat. Nur dass es noch viel schlimmer ist, so schlimm, wie Sie es sich nur vorstellen können … und dazu weiß diese Person gar nicht, was sie tun kann.* Bitten Sie den Patienten, ihr einen Namen (im Beispiel Narr) zu geben und zu beschreiben, wie diese Person aussieht: Geschlecht, Größe, Kleidung, Frisur, Körperhaltung. Anschließend das Innenlebend der Person: Gefühle, Gedanken und Körperempfindungen. Betonen Sie noch einmal, dass diese Person keine Möglichkeiten hat, um sich zu helfen. Wiederholen Sie die Beschreibungen und festigen Sie das Bild.
3. Bitten Sie den Patienten, dem Narren zu sagen, dass er das Gefühl habe, dass es ihm (dem Narren) nicht gut gehe und dass er nun Hilfe hole.
4. Gehen Sie beim Weisen parallel vor. *Vielleicht können Sie sich eine Person vorstellen, die niemals so ein Problem wie der Narr haben könnte. Sie weiß genau, wie man damit umgehen muss, und ist selbst komplett frei von diesen Problemen. Sie hat alle Fähigkeiten und Eigenschaften, um damit fertigzuwerden.* Bitten Sie wieder um einen Namen (im Beispiel Weiser) und eine Beschreibung des Inneren und Äußeren und festigen Sie das Bild durch Wiederholung. *Bringen Sie nun den Weisen zum Narren.*
5. Jetzt berät der Weise den Narren. *Und vielleicht können Sie und ich einmal zuhören, was der Weise dem Narren raten kann, damit es ihm wieder besser geht. Wir können uns zurücklehnen und schauen, was da kommt.*
6. Warten Sie ab, was der Patient dem Weisen in den Mund legt, und verwenden Sie dies, um nach den Veränderungen beim Narren zu fragen. *Wie fühlt es sich für den Narren an zu hören, dass er nicht allein für die ganze Firma verantwortlich ist? Wie ist es für ihn zu hören, dass er es entscheiden kann, ob er jeden Tag Überstunden macht?*

7. Schlagen Sie den Bogen zum Patienten. *Und wenn Sie nun in sich hineinspüren, dann merken Sie, dass sich etwas verändert, wenn Sie sich einfach einmal erlauben, pünktlich aus der Arbeit zu gehen und diese große Verantwortung, die Sie spüren, von ihren Schultern zu nehmen … Wenn Sie rechtzeitig nach Hause kommen und Zeit für all das haben, was Sie eigentlich machen möchten …* Gehen Sie hier auf Gefühle, Gedanken und mögliche Verhaltensweisen ein. Bleiben Sie hier so lange, bis die Veränderung spürbar geworden ist.
8. *Und wenn Sie möchten, kommen Sie nun langsam zurück in das Hier und Jetzt. Ich zähle runter und Sie öffnen die Augen in 5, 4, 3, 2, 1.*

Zusatz: Es kann hilfreich sein, zunächst nicht nach konkreter Umsetzung der Lösungsschritte zu fragen. Die angestoßenen Prozesse arbeiten bis zur nächsten Stunde und vielleicht überrascht die Patientin Sie mit einer selbst initiierten Veränderung.

Literatur: Schwegler (2014)

3.7 Beziehungen

3.7.1 Interpersonelle Diskriminationsübung: neue Erfahrungen in der therapeutischen Beziehung

Indikationen: Alte Beziehungserfahrungen aktualisieren sich in der therapeutischen Beziehung

Ziele: Neue Beziehungserfahrungen machen

Wirkmechanismus: Bewusstmachen der aktuellen Interaktion; Vergleich mit alter Erfahrung

Hierauf achten: Emotionale Brennpunkte des Patienten in Beziehungen gut kennen

Hilfreich vor/nach/mit: Übertragungshypothesen (Kap. 3.2.3); Glaubenssätze (Kap. 3.4.1); Spaltentechnik: automatische Gedanken (Kap. 3.4.2); Verhaltensanalyse (Kap. 3.5.1); Exposition (Kap. 3.5.2); Verhaltensaufbau und Verstärkerbilanz (Kap. 3.5.4)

Die Cognitive Behavioral Analysis System of Psychotherapy (CBASP) ist ein von McCullough (2000) begründetes Verfahren. Ihm liegt die Annahme zugrunde, dass Menschen mit chronischer Depression sich als abgetrennt von ihrer Umgebung erleben. Sie haben keine Vorstellung davon, dass sich ihre Handlungen auf ihre Umwelt und somit auch auf die Menschen, mit denen sie interagieren, auswirken, und machen somit keine neuen Lernerfahrungen in Interaktionen. Bei CBASP soll die Beziehung zwischen Therapeutin und Patienten mittels der Interpersonellen Diskriminationsübung (Interpersonal Discrimination Exercise, IDE) immer wieder hinsichtlich dieser Annahme überprüft werden. Auf der Basis aktueller Interaktionen und Konflikte verdeutlicht die Therapeutin in der IDE dem Patienten, dass sie durch seine Handlungen und Äußerungen berührt wird, und kann ihm durch adäquates Handeln zu neuen Beziehungserfahrungen verhelfen. Laut McCullough (2012) ist die IDE indiziert, wenn dysfunktionale Übertragungshypothesen (Kap. 3.2.3) aus folgenden Situationen mit prägenden Bezugspersonen in der Therapie aktualisiert werden:

- zwischenmenschliche Nähe
- Offenbarung von Bedürfnissen, Wünschen, Persönlichem
- Versagen und Fehler
- Offenbarung von unangenehmen (sog. negativen) Emotionen

Kenntnis der Übertragungshypothesen in diesen Bereich und wie sich diese in der Beziehung des Patienten zur Therapeutin ausdrücken, ist die Basis für die Durchführung der IDE.

Diese Übung hat auch außerhalb der Depressionsbehandlung großes therapeutisches Potential, da zwischen der Therapeutin und dem Patienten eine authentische zwischenmenschliche Beziehung im Hier und Jetzt besteht (Kap. 2.5.1), die, wird sie bewusst gemacht und bearbeitet, auf allen Ebenen des menschlichen Verhaltens Veränderung bewirken kann. Aktualisieren sich nun alte zwischenmenschliche Probleme in der Therapie, können sie beispielhaft und auf Wachstum ausgerichtet bearbeitet werden. Hierzu sollte die Therapeutin sich ihrem eigenen Erleben in der Gegenübertragung bewusst sein.

Ablauf

1. Seien Sie wachsam für eine Situation, in der Übertragungshypothesen des Patienten aus den oben genannten Bereichen aktiviert und ein emotionaler Brennpunkt berührt werden. Dies kann z. B. passieren, wenn der Patient sich traut zu erzählen, dass er heute traurig sei. Validieren Sie den Patienten mit Verständnis und verstärken Sie seine Offenheit. Hier ist es wichtig, dass Sie dies auch wirklich meinen und deutlich verbal wie nonverbal kommunizieren.
2. Weisen Sie den Patienten auf den emotionalen Brennpunkt hin. *Eben haben Sie erzählt, dass Sie heute traurig sind. Normalerweise fällt es Ihnen sehr schwer, über Ihre Gefühle zu sprechen.* Fragen Sie den Patienten, wie prägende Bezugspersonen in dieser Situation reagiert hätten.
3. Fragen Sie den Patienten, wie Sie sich gerade in dieser Situation verhalten haben. Lassen Sie sich eine detaillierte Beschreibung geben, die Worte, Körpersprache und andere Handlungen einschließt. Fragen Sie genau nach, woran der Patient erkennen konnte, dass Sie sich anders als die prägenden Bezugspersonen verhalten haben. *Woran konnten Sie erkennen, dass ich Sie verstanden habe und dass*

ich es wirklich toll finde, dass Sie so offen sind? Bleiben Sie am Ball, und lassen Sie sich viel Zeit für jedes Detail, um die Diskrimination zwischen alter und neuer Beziehungserfahrung zu festigen.

4. Besprechen Sie, was es für den Patienten bedeutet, dass Sie sich anders verhalten haben als von ihm erwartet. *Was heißt das für Sie, wenn Sie offen sind und ich mich nicht abwende, so wie damals Ihre Mutter? Wenn ich stattdessen zuhöre und nachfrage?*
5. Folgt hierauf Misstrauen und Unglaube (*Ich kann mir nicht vorstellen, dass Ihnen wirklich wichtig ist, was ich fühle* oder *Ja klar, das ist ja auch Ihr Job*), validieren Sie auch dies mit Hinweis auf die prägenden Beziehungserfahrungen. *Ja klar, wenn Sie immer wieder die Erfahrungen gemacht haben, dass es niemanden interessiert, wie es Ihnen geht, fällt es Ihnen nun schwer, mir zu glauben. Lassen Sie es mich dann gerne wissen, wenn Sie das Gefühl haben, dass ich es wirklich ernst meine.*
6. Besprechen Sie, was es für die Beziehung zwischen dem Patienten und Ihnen bedeutet, dass Sie anders reagiert haben. Wie könnten sich die Offenheit in der Beziehung und die Angst vor Desinteresse entwickeln?

Zusatz: Im weiteren Verlauf der Therapie können aus der IDE werteorientierte (Kap. 3.9.1) Verhaltensänderungen (Kap. 3.5.4) und Expositionen in anderen Beziehungen (Kap. 3.5.2) für die Zeit zwischen den Sitzungen abgeleitet werden.

Literatur: McCullough (2012); Hartmann et al. (2015)

3.7.2 Wunderfrage: Was ändert sich für die anderen, wenn ich mich ändere?

Indikationen: Festgefahrene Beziehungsmuster; Gefühl, sich nicht anders verhalten zu können

Ziele: Konkrete Ideen für Verhaltensänderungen finden; feststellen, dass Veränderung nichts Magisches ist

Wirkmechanismus: Entwickeln von Verhaltensalternativen, ohne sich zu verpflichten

Benötigt: Flipchart oder Stift und Papier

Hilfreich vor/nach/mit: Das konstruierte Selbst (Kap. 3.4.3); Exposition (Kap. 3.5.2); Verhaltensaufbau und Verstärkerbilanz (Kap. 3.5.4); Grenzen ziehen (Kap. 3.7.3); Rollenspiel (Kap. 3.7.4)

Die Wunderfrage ist eine systemische Intervention, die meist dann Anwendung findet, wenn die Patientin das Gefühl hat, es gäbe keine einzige Ausnahme zu ihrem Problem (von Schlippe & Schweitzer 2017). In Konflikten kann der Eindruck entstehen, es sei nie anders und man könne sich immer nur so unausstehlich verhalten. Dazu kommt vielleicht noch die Einsicht, dass man den anderen ja nicht ändern könne. Da bleibt einem nur noch zu hoffen, dass sich von selbst etwas ändert. Und genau dies tut die Wunderfrage. Was wäre anders, wenn das Problem plötzlich nicht mehr bestünde? Diese Frage bringt dadurch vermiedene Prozesse in Gang, da erst einmal keine Verantwortung für die Umsetzung von möglichen Lösungen übernommen werden muss. So generiert die Patientin Verhaltensalternativen und wird durch zirkuläres Fragen dazu angehalten, eine Perspektivenübernahme vorzunehmen und zu erforschen, was diese Änderungen bei der anderen Partei auslösen könnte.

Ablauf

1. Identifizieren Sie gemeinsam die festgefahrene Situation in der Beziehung zu einem anderen Menschen. Hier geht es weniger um Probleme wie *Ich weiß nicht, ob ich ihn noch liebe*, sondern eher *Jeden Abend, wenn wir ins Bett gehen, bin ich so wütend über ihre Unordentlichkeit und dass ich ihr alles hinterherräumen muss.*
2. Führen Sie das Wunder ein. *Stellen Sie sich vor, Sie gehen ins Bett und über Nacht löst sich Ihr Problem ganz von selbst. Es ist einfach weg.*
3. Stellen Sie eine Reihe von Fragen, die die Konsequenzen des Wunders erforschen. Gehen Sie dabei besonders auf die Verhaltenskette von Wunder zu eigener Verhaltensänderung zu Reaktion der anderen Person ein.
   - Wer würde zuerst merken, dass das Problem über Nacht verschwunden ist, und woran?
   - Was würden Sie als erstes danach tun? Was als zweites? Und dann?
   - Was würde die andere Person anders machen?
   - Wenn Sie etwas anders machen würden, wie würde die andere Person darauf reagieren und was würde sie dann anders machen?
   - Welche Personen würden noch merken, dass sich etwas geändert hat, und woran?
   - Wer würde sich am meisten wundern, dass sich etwas geändert hat?
   - Wie würde sich die Beziehung zur anderen Person verändern in einem Tag, einer Woche, einem Monat, einem Jahr?
4. Sammeln Sie die Aussagen der Patientin, die eigenes neues Verhalten beschreiben, am Flipchart.
5. Besprechen Sie mit der Patientin, welche dieser neuen Verhaltensweisen Sie heute schon anders machen könnte. Oder ob Sie sich einen Zeitraum pro Tag vorstellen könnte (z. B. 10 Minuten am Morgen), in dem sie das neue Verhalten ausprobieren kann. Manche Therapeuten bevorzugen es auch, diese letzte Frage wegzulassen und das Unterbewusstsein der Patientin die Arbeit machen zu lassen.

Zusatz: Die Übung lässt sich natürlich auch mit anderen Konsequenzen von Verhaltensänderungen durchführen. Wichtig sind nur die Fragen: *Was würden Sie tun, wenn das Problem plötzlich nicht mehr bestünde? Was davon können Sie jetzt schon tun?*

Literatur: von Schlippe und Schweitzer (2017)

3.7.3 Grenzen ziehen und sich Raum geben

Indikationen: Wunsch, sich mehr Raum zu geben und abzugrenzen

Ziele: Ein Gefühl für angemessenen Raum und Grenzen entwickeln

Wirkmechanismus: Visualisieren und direktes Erleben von Raum und Abgrenzung

Benötigt: Seil oder Schnur

Hilfreich vor/nach/mit: Die Herkunftsfamilie aufstellen (Kap. 3.2.1); Übertragungshypothesen (Kap. 3.2.3); Familienmotto (Kap. 3.2.4); Glaubenssätze (Kap. 3.4.1); Das konstruierte Selbst (Kap. 3.4.3); Exposition (Kap. 3.5.2); Selbstverstärkung (Kap. 3.5.3); Verhaltensaufbau und Verstärkerbilanz (Kap. 3.5.4); Der weise Narr (Kap. 3.6.4); Wunderfrage (Kap. 3.7.1); Rollenspiel (Kap. 3.7.4); Unkonditionaler Selbstwert (Kap. 3.9.2); Sitze ich gut (im Leben)? (Kap. 3.9.3); Eigenlob duftet (Kap. 3.9.4)

Manche Patientinnen haben das Gefühl, in Beziehungen zu kurz zu kommen, Wünsche nicht äußern zu dürfen, sich unterordnen zu müssen oder keine Grenzen ziehen zu können. Diese Intervention hilft dabei festzustellen, wie viel Raum die Patientinnen sich in Beziehungen selbst geben und wie viel sie eigentlich bräuchten. Die Übung kann eher allgemein für eine Beziehung (z. B. *Ich habe zu wenig Raum in der Partnerschaft*) oder für spezielle Themen (z.B. *Ich habe das Gefühl, im Bett nicht sagen zu dürfen, was ich möchte*).

Ablauf

1. Identifizieren Sie gemeinsam, in welcher Hinsicht es um Raum und Grenzen gehen soll. Um welche andere Person(en) geht es? Ist es ein spezieller Bereich der Beziehung oder eher etwas Allgemeines?
2. Bitten Sie die Patientin mittels eines Seils, den Raum abzugrenzen, den sie aktuell in dieser Beziehung hat. Ist das Seil nicht lang genug oder das Zimmer zu klein, können auch Wände zur Hilfe genommen werden. Zum Beispiel können eine Zimmerecke und das Seil die Grenzen eines symbolischen Raums beschreiben.
3. Fragen Sie die Patientin, ob der abgesteckte Raum das Gefühl in der Beziehung gut widerspiegelt. Fragen Sie sie, wie sie sich in ihrem Raum fühlt. Wie gut kann Sie sich dort bewegen und entfalten? Ist genug Platz für alles, was ihr wichtig ist? Nehmen Sie Bezug auf das zu bearbeitende Thema.
4. Gehen Sie nun langsam auf das Seil zu und provozieren eine kleine Grenzüberschreitung, in dem Sie ihre Zehenspitzen auf das Seil stellen und mit den Armen langsam in den Raum eingreifen. Wahrscheinlich hat die Patientin sich einen viel zu kleinen Raum gelegt, und Sie könnten sie ohne Probleme berühren, auch wenn sie sich ganz in die Ecke zurückzieht. Wie fühlt sich das an für sie? Bietet der Raum genug Sicherheit und Ruhe? Hier ist es wichtig, dass Sie Ihre Beziehung zur Patientin gut einschätzen können, da diese Grenzüberschreitung manchmal als bedrohlich erlebt wird. Sollte dies ein Problem sein, können Sie Ihre Intrusion auch nur andeuten oder beschreiben.
5. Bitten Sie die Patientin, einen Raum abzustecken, der groß genug ist. Wiederholen Sie die Grenzüberschreitung. Ist nun genug Raum, um sich komfortabel zurückziehen zu können? Wie fühlt es sich nun an? Ist der Raum noch nicht weit genug, muss er vergrößert werden.

Sie sollten die Patientin mit ausgestrecktem Arm nicht mehr erreichen können.

6. Verdeutlichen Sie, dass niemand diesen Raum betreten darf ohne ausdrückliche Einladung der Patientin.
7. Bitten Sie die Patientin, aus dem Raum herauszutreten und einen Blick von außen draufzuwerfen. Dies hilft, eine Idee für die Größe des Raumes zu bekommen.
8. Setzen Sie sich wieder gegenüber, und besprechen Sie, was die Patientin konkret tun könnte, um sich so zu fühlen, wie in dem großen Raum mit den sicheren Grenzen. Was würde ein Raum von dieser Größe im Alltag bedeuten? Drohen Konflikte durch diese Veränderungen; kann die Patientin sich mittels Selbstverstärkung (Kap. 3.5.3) bei der Wahrung ihrer Grenzen unterstützen?

Zusatz: Die Übung kann auch mit anderen Fragen, die weniger direkt Bezug zu anderen Menschen nehmen, durchgeführt werden: Was darf ich vom Leben erwarten? Was steht mir zu? Was darf ich mir nehmen? Wie wichtig bin ich?

3.7.4 Rollenspiel: üben für den Alltag

Indikationen: Schwierige zwischenmenschliche Interaktionen; soziale Unsicherheit; limitiertes Verhaltensrepertoire in sozialen Situationen

Ziele: Das geübte Verhalten in den Alltag übertragen

Wirkmechanismus: Entwickeln und Ausprobieren alternativer Verhaltensweisen; sich unangenehmen Gefühlen im Kontakt exponieren

Hierauf achten: Die zu spielenden Situationen klar und übersichtlich halten

Benötigt: Idealerweise Kamera oder Tablet mit der Möglichkeit zur direkten Wiedergabe

Hilfreich vor/nach/mit: Die Herkunftsfamilie aufstellen (Kap. 3.2.1); Übertragungshypothesen (Kap. 3.2.3); Vermiedene Gefühle aktivieren und zulassen (Kap. 3.3.1); Dysfunktionales emotionsmotiviertes Verhalten erkennen und ändern (Kap. 3.3.3); Alte Gefühle im Hier und Jetzt verändern (Kap. 3.3.4); Glaubenssätze (Kap. 3.4.1); Das konstruierte Selbst (Kap. 3.4.3); Verhaltensanalyse (Kap. 3.5.1); Exposition (Kap. 3.5.2); Selbstverstärkung (Kap. 3.5.3); Verhaltensaufbau und Verstärkerbilanz (Kap. 3.5.4); Die eigene Geschichte wichtig nehmen (Kap. 3.6.1); Der weise Narr (Kap. 3.6.4); Interpersonelle Diskriminationsübung (Kap. 3.7.1); Wunderfrage (Kap. 3.7.1); Grenzen ziehen (Kap. 3.7.3); Werte und Ressourcen (Kap. 3.9.1)

Das Rollenspiel ist eine der wichtigsten verhaltenstherapeutischen Interventionen. Es dient dazu, komplexe zwischenmenschliche Interaktionen zu vereinfachen, zu strukturieren und therapeutischen Interventionen zugänglich zu machen. So können die Patienten Situationen, die sie *draußen* als gefährlich oder unerträglich erleben, im sicheren Rahmen der Therapie erkunden und dabei neue Verhaltensweisen erproben. Hierbei ist es wichtig, je nach Komplexität des Verhaltens und der Kompetenz der Patienten klein anzufangen und sich Schritt für Schritt dem gewünschten Verhalten anzunähern. Das Rollenspiel beinhaltet immer auch eine Art Exposition, da sich die Patienten neuen Situationen aussetzen, unangenehme Gefühle mit in die Interaktion nehmen und tolerieren sollen und sich selbst in ungewohnten Rollen und Handlungen erleben. Es kann dabei also hilfreich sein, das Rollenspiel mit Selbstverstärkung (Kap. 3.5.3), der Metapher für Exposition (Kap. 3.5.2) und werteorientiertem Handeln (Kap. 3.9.1) zu kombinieren. Das Ziel des Rollenspiels ist schlussendlich, das geübte Verhalten in den

Alltag zu übertragen. Neben der therapeutischen Wirkung des Rollenspiels erhalten Sie wichtige diagnostische Informationen, die sich im Gespräch nicht unbedingt offenbaren.

Für die ideale Durchführung der Intervention nehmen Sie das Rollenspiel auf Video auf. Alternativ gilt es, während des Rollenspiels besonders aufmerksam zu sein und sich, falls möglich, Notizen zu machen. Rollenspiele können, auch durch ihre Indikation bedingt, Ängste und Unsicherheit beim Patienten auslösen. Sich selbst zu spielen und in andere Rollen zu schlüpfen kann sich anfangs sehr ungewohnt und seltsam anfühlen. Deswegen ist es wichtig, früh in der Therapie Rollenspiele einzubauen und diese zunächst kurz und übersichtlich zu halten. Auch Wiederholung hilft ungemein.

Ablauf

1. Wählen Sie gemeinsam eine Situation aus dem Alltag, die der Patient bearbeiten möchte. Worin liegt genau das Problem? Was muss die Situation enthalten, um problematisch zu sein? Wie kann diese Situation vereinfacht, strukturiert und damit spielbar gemacht werden und trotzdem noch alltagsrelevant sein?
2. Einigen Sie sich auf eine Situation und besprechen Sie die Rollenverteilung und den genauen Ablauf. Gibt es verschiedene Handlungsmöglichkeiten für den Patienten? Möchte er eine auswählen oder sich spontan entscheiden? Verzichten Sie dabei so weit wie möglich auf Utensilien und Requisiten, es geht um das Verhalten des Patienten. Achten Sie darauf, dass die Situation kurz und übersichtlich ist sowie Anfang und Ende klar definiert sind.
3. Spielen Sie die Szene und nehmen Sie sie idealerweise auf Video auf.
4. Idealerweise führen Sie diesen Schritt mithilfe des Videos aus. Besprechen Sie mit dem Patienten, wie es lief, welche Gefühle aufkamen und was leicht- und schwergefallen ist. Geben Sie dem Patienten über Ihr eigenes Erleben Rückmeldung und verstärken das

gewünschte Verhalten. Erarbeiten Sie gemeinsam Möglichkeiten für Verbesserungen in der nächsten Runde.
5. Spielen Sie die Szene erneut (mit Videoaufnahme).
6. Wiederholen Sie Schritt 4 und spielen gegebenenfalls die Situation erneut unter Einbeziehung der Anmerkungen.
7. Die Integration in den Alltag muss nicht zwingend nach jeder Sitzung mit Rollenspiel erfolgen und ist eher angezeigt, wenn das Verhalten gut geübt und komplex genug ist, um im Alltag sinnvoll erprobbar zu sein. Ist dem so, besprechen Sie mit dem Patienten, wann, wo und mit wem (falls dies nicht schon aus der Situation hervorgeht) er das neue Verhalten ausprobieren möchte.

Zusatz: In der Gruppe nehmen andere Gruppenteilnehmerinnen die Rollen in der Interaktion ein.

Literatur: Hautzinger (2015c)

3.8 Körper

3.8.1 Schlafhygiene

Indikationen: Ein- oder Durchschlafstörungen; Tagesmüdigkeit, Früherwachen; Aversion gegen das Bett

Ziele: Schlaf verbessern

Wirkmechanismus: Aufklären über Einflussfaktoren auf Schlaf; Einüben schlaffördernder Techniken

Hilfreich vor/nach/mit: Spaltentechnik: automatische Gedanken (Kap. 3.4.2); Verhaltensanalyse (Kap. 3.5.1); Verhaltensaufbau und

Verstärkerbilanz (Kap. 3.5.4); Parasympathische Aktivierung: Progressive Muskelrelaxation (Kap. 3.8.2); Achtsamkeit und Atem (Kap. 3.8.3)

Schlafstörungen sind häufig in der Allgemeinbevölkerung (Schlack et al. 2013) und noch häufiger bei psychischen Störung (Benca et al. 1992), die als Ursache und Folge von Schlafstörungen auftreten können (Alvaro et al. 2013). Schlafstörungen können sich darstellen als Dyssomnien (Hypersomnie: zu viel Schlaf, Hyposomnie: zu wenig Schlaf) einschließlich Ein- und Durchschlafstörungen, als Insomnie (kein Schlaf) oder als Parasomnien (ungewöhnliches Verhalten während des Schlafs, z. B. Schlafwandeln). Neben Umweltvariablen wie Licht, Lärm und Tageszeit wirken sich psychische und organische Faktoren auf unseren Schlaf aus. Die Schlafhygiene im Rahmen der Psychotherapie verlangt einen Ausschluss organischer Ursachen und konzentriert sich auf die günstige Beeinflussung von äußeren und psychischen Faktoren. Die organischen Ursachen von Schlafstörungen schließen z. B. Herz-Kreislauf-Erkrankungen, Schlafapnoe und Hormonstörungen ein. Chronische Aktivität des Sympathikus ist dagegen als Mediator zwischen psychischen Problemen und Schlafstörungen zu sehen und fällt damit in den Bereich der psychotherapeutischen Behandlung.

Psychoedukation

Folgende Punkte sollten Sie mit dem Patienten besprechen:

- Schlafstörungen und psychische Störungen beeinflussen sich wechselwirkend.
- Organische Ursachen sollten abgeklärt sein, vor allem wenn der Beginn der Schlafstörung vor dem Beginn der psychischen Störung liegt.
- Zum Schlafen ist parasympathische Aktivierung notwendig, das heißt, Stress und Schlaf schließen sich gegenseitig aus.

- Evolutionär bedingt wachen wir durch Lärm sehr schnell auf, da dieser Gefahr bedeuten könnte.
- Die Ausschüttung von den Hormonen, die den Schlaf-Wach-Rhythmus regulieren, ist eng an die Tageszeit und das Tageslicht gekoppelt (photosensible Zellen auf der Netzhaut registrieren z. B. blaues Licht eines Bildschirms und lösen eine Cortisolausschüttung aus, was wach macht).
- Es gibt eine grobe Einteilung in Schlaftypen: Lerchen werden früh müde und früher wieder wach, Eulen werden später abends müde und werden später wach. Dies kann inkompatibel mit dem durch außen vorgegebenen Lebensrhythmus sein.
- Es ist möglich, Schlaf nachzuholen, nicht jedoch, auf Reserve vorzuschlafen.

Schlafhygiene

Die Schlafhygiene beinhaltet eine Reihe von Regeln, deren Befolgung die Schlafqualität verbessern kann. Häufig kennen die Patienten die Regeln gut, befolgen sie aber nicht über einen ausreichend langen Zeitraum, um Effekte zu merken.

- *Stimuluskontrolle:* Regelmäßige Schlafgewohnheiten mit festen Aufsteh- und Zubettgehzeiten, einem Zubettgehritual (z. B. Tasse Tee, Lesen) und keinem Tagesschlaf
- *Stimuluskontrolle:* Dass Bett verlassen bei abendlicher oder nächtlicher Schlaflosigkeit von mehr als 10 Minuten und erst zurückkehren bei großer Müdigkeit (sonst besteht die Gefahr, dass das Bett zunehmend als aversiver Reiz empfunden wird)
- Angenehme Atmosphäre im Schlafzimmer: dunkel, ohne Lärmquellen, gut gelüftet, kühl
- Nachts nicht auf die Uhr schauen, die Uhr am besten aus dem Zimmer bringen
- Morgens so bald wie möglich Tageslicht aufsuchen
- Viel körperliche Bewegung tagsüber, vor dem Zubettgehen keine körperliche Bewegung mehr

- Alkohol so weit wie möglich vermeiden, abends keine Zigaretten mehr rauchen
- Abends keine schweren Mahlzeiten zu sich nehmen
- Abends geistige und körperliche Aktivität reduzieren
- Im Bett nur Sex haben und schlafen, nicht fernsehen, essen etc.

Übungen

Verschiedene Übungen und Hilfsmittel können die Schlafqualität verbessern.

- Stimuluskontrolle, wenn das Bett als Reiz für Schlaflosigkeit etabliert ist: die ersten beiden Regeln der Schlafhygiene
- Atemübungen (Kap. 3.8.3), Progressive Muskelrelaxation (Kap. 3.8.2), Autogenes Training, Meditation, Biofeedback zur Erhöhung der parasympathischen Aktivität vor dem Zubettgehen
- Kognitive Interventionen (z. B. aus Linden & Hautzinger 2015): Gedankenstopp (Grübeln freien Lauf lassen, laut Stopp sagen zur Unterbrechung), Grübelstuhl (tagsüber bestimmte Zeit zum Grübeln nehmen und auf dem Grübelstuhl freien Lauf lassen, danach nicht mehr grübeln), paradoxe Intention (versuchen, nicht einzuschlafen), kognitives Neubenennen und Umstrukturieren (Realitätsprüfung der Gedanken zu Schlaf, neue Ursachenzuschreibung für Schlaflosigkeit, Entkatastrophisieren), automatische Gedanken (Kap. 3.4.2)

3.8.2 Parasympathische Aktivierung: Progressive Muskelrelaxation

Indikationen: Anspannung; Stress; Angst; Schlafstörungen

Ziele: Entspannung herbeiführen; entspannungsfördernde neuronale Verknüpfungen bahnen

Wirkmechanismus: Parasympathische Aktivierung durch bewusstes An- und Entspannen der Muskulatur

Hilfreich vor/nach/mit: Vermiedene Gefühle aktivieren und zulassen (Kap. 3.3.1); Überwältigende Gefühle regulieren (Kap. 3.3.2); Schlafhygiene (Kap. 3.8.1)

Sympathikus und Parasympathikus sind Teil des autonomen (oder vegetativen) Nervensystems, ihre Aktivität ist also nicht direkt willentlich beeinflussbar. Dabei bestimmen sie einen Großteil unseres Empfindens durch die Regulierung von zentralen Körperfunktionen wie Atmung, Puls, Blutdruck, Transpiration, Muskeltonus und Verdauung. Sympathische Aktivität stellt dem Körper bei tatsächlichen oder empfundenen Anforderungen innerhalb kürzester Zeit Energie bereit. Der Parasympathikus dagegen ist verantwortlich für Entspannung, Schlaf, Verdauung und sexuelle Erregung. Sympathikus und Parasympathikus sind also Antagonisten, sie können nicht gleichzeitig aktiv sein. Angst und Entspannung schließen sich gegenseitig aus. Unsere Muskulatur stellt eine Schnittstelle zwischen autonomen und willentlich ansteuerbaren Teilen des Nervensystems dar und bietet somit eine Möglichkeit, den Sympathikus und Parasympathikus indirekt zu beeinflussen. Diesen Zusammenhang nutzt die Progressive Muskelrelaxation (PMR) nach Jacobson, um durch bewusstes An- und Entspannen von Muskelgruppen die parasympathische Aktivität zu erhöhen.

Im Folgenden werden die Instruktionen beispielhaft für die Arme als für Patientinnen leicht ansteuerbare Muskelgruppe beschrieben, sie können ohne Probleme an andere Muskelgruppen angepasst werden. Grundsätzlich folgen die Instruktionen der 10-30-Struktur, also 10 Sekunden Anspannung und 30 Sekunden Entspannung.

Ablauf

1. Erklären Sie der Patientin, wie sich die autonome Nervenfunktion auf Stress und Entspannung auswirkt, dass sich diese Aktivität nur indirekt beeinflussen lässt und die Wirkweise von PMR.

2. Bitten Sie die Patientin, sich bequem hinzusetzen (oder hinzulegen, wenn möglich). Im Sitzen sollten die Beine hüftbreit nebeneinander auf dem Boden stehen und die Hände bequem auf den Oberschenkeln abgelegt werden. Der Rücken ist gerade und entspannt an der Lehne.
3. Erklären Sie den Ablauf der Übung am Beispiel der Hand und führen dabei die sprachlichen Marker *jetzt* für Anspannung und *nun* für Entspannung ein. *Wenn ich* jetzt *sage, ballen Sie Ihre rechte Hand zu einer Faust, und halten Sie diese so lange geballt, bis ich Sie bitte loszulassen. Ballen Sie* jetzt *eine Faust mit Ihrer rechten Hand* (10 Sekunden halten). *Lassen Sie* nun *wieder locker und konzentrieren sich darauf, wie sich die Entspannung in Ihrer Hand ausbreitet.*
4. Beginnen Sie mit den Instruktionen. *Setzen Sie sich bequem auf den Stuhl … die Beine hüftbreit nebeneinander auf den Boden, die Hände auf die Oberschenkel und den Rücken aufrecht an der Lehne … Lassen Sie allen Stress des Alltags draußen … Atmen Sie tief ein und aus, sodass sich Ihr Bauch hebt und senkt … Schließen Sie die Augen … Werden Sie sich bewusst, wie Sie dasitzen … Wandern Sie mit Ihrer Aufmerksamkeit von oben nach unten durch den Körper … Ist noch etwas unbequem? Dann ändern Sie ihre Haltung, und lassen Sie los … Sie werden gleich die Muskelgruppen, die ich Ihnen nenne, anspannen. Während der Anspannung konzentrieren Sie sich ganz auf das Gefühl in den Muskeln und bei der Entspannung fühlen Sie in den Muskel hinein und spüren den Unterschied und wie die Entspannung sich ausbreitet.*
5. *Wir beginnen nun mit der ersten Übung. Konzentrieren Sie sich auf Ihren starken Arm. Wenn ich* jetzt *sage, ballen Sie Ihre starke Hand zu einer Faust und spannen Sie an, bis ich* nun wieder lockerlassen *sage. Der Unterarm bleibt dabei locker auf dem Oberschenkel liegen. Jetzt die Hand zur Faust ballen* (10 Sekunden warten). *Lassen Sie nun wieder locker und konzentrieren sich auf das Gefühl der Entspannung* (30 Sekunden warten). *Lassen Sie die Muskeln noch ein wenig mehr entspannen …*

6. *Wenden Sie die Aufmerksamkeit dem Oberarm des starken Arms zu … Wenn ich* jetzt *sage, spannen Sie Ihren Bizeps an, bis ich* nun wieder lockerlassen *sage. Der Unterarm bleibt dabei locker auf dem Oberschenkel liegen. Jetzt den Bizeps anspannen* (10 Sekunden warten). *Lassen Sie nun wieder locker und konzentrieren sich auf das Gefühl der Entspannung. Spüren Sie den Unterschied zur Anspannung* (30 Sekunden warten). *Lassen Sie die Muskeln noch ein wenig mehr entspannen.*
7. Wiederholen Sie die Schritte 5 und 6 mit dem schwachen Arm.
8. *Starten Sie mit der Rücknahme. Gehen Sie noch einmal durch ihren Körper, und spüren Sie die Entspannung. Atmen Sie tief ein und aus, sodass Sie spüren, wie sich die Bauchdecke hebt und senkt … Kehren Sie nun langsam in das Hier und Jetzt zurück. Ich werde runterzählen und dann können Sie die Augen öffnen …*
   - *4 – strecken Sie Arme und Beine,*
   - *3 – bewegen Sie den Kopf hin und her,*
   - *2 – atmen Sie tief ein und aus,*
   - *1 – und öffnen Sie die Augen.*
9. Besprechen Sie mit der Patientin, wann und wie oft sie die Entspannungsübung im Alltag durchführen kann. Nach längerem Üben reicht es meist aus, sich die An- und Entspannung zu imaginieren, um einen entspannenden Effekt zu erzielen.

Zusatz: Die Patientin kann sich einen kleinen Punkt auf die Hand malen oder einen Gegenstand als Anker aussuchen. Immer wenn Sie im Alltag den Punkt auf der Hand oder den Anker sieht, kann sie sich die Entspannung in den Muskeln aus der Übung vergegenwärtigen oder, falls Zeit ist, vielleicht sogar eine kurze Einheit einlegen.

Literatur: Hofmann (2012)

3.8.3 Achtsamkeit und Atem

Indikationen: Mangelnde Wahrnehmung für Gefühle und Körperempfindungen; Stress; Unruhe; Anspannung; Angst; Grübeln

Ziele: Einen achtsamen Umgang mit Gefühlen und Körperempfindungen habituieren

Wirkmechanismus: Bewusste Aufmerksamkeitslenkung auf Körper und Atem

Hilfreich vor/nach/mit: Vermiedene Gefühle aktivieren und zulassen (Kap. 3.3.1); Überwältigende Gefühle regulieren (Kap. 3.3.2); Schlafhygiene (Kap. 3.8.1); Dissoziation erkennen und verhindern (Kap. 3.8.4)

Achtsamkeit wirkt sich positiv auf eine Reihe psychischer Variablen aus (Keng et al. 2011) und stellt ein wirksames Element in der Behandlung verschiedener psychischer Störungen dar (Baer 2003). Eine achtsame Haltung gegenüber sich selbst, den eigenen Gefühlen und Gedanken, anderen Menschen und nicht zuletzt der Störung bilden z. B. die Grundlage des Skills-Trainings für Patientinnen mit einer Borderline-Persönlichkeitsstörung (Bohus & Wolf-Arehult 2012).

Der Mensch ist wahrscheinlich das einzige Tier, das konterfaktisch denken kann. Das bedeutet, wir sind kognitiv in der Lage dazu, Konsequenzen verschiedener Handlungen zu antizipieren und vergangene Situationen neu durchzuspielen. Diese Fähigkeit ist ein Segen, wenn Sie uns hilft, aus der Vergangenheit zu lernen und uns besser auf zukünftige Herausforderungen vorzubereiten. Sie kann jedoch auch zum Fluch werden, wenn wir Vergangenes immer wieder mit Reue, Scham und Schuldgefühlen durchkauen und uns schreckliche Zukunftsszenarien ausmalen. Der Körper bietet uns einen Ausweg aus diesen kreisenden Gedanken, denn er ist immer im Hier und Jetzt – und der Atem ist die Definition von Gegenwart. Durch achtsames Atmen können wir den Geist aus dem Sumpf des Grübelns zurück in die Gegenwart holen. Dieser präsente und nichtwertende Fokus hilft, Gefühle und Körperempfindungen besser wahrzunehmen, reduziert Stress und Angst, steigert das Wohlbefinden und durchbricht dysfunktionale Gedankenkreisläufe.

Üblicherweise werden Achtsamkeitsübungen anfangs als unbequem und langweilig, zumindest aber als ungewohnt wahrgenommen. Auch stellt sich nicht sofort ein Effekt ein. Es ist also wichtig, der Patientin zu vermitteln, dass Achtsamkeit Übung bedarf und sich erste Effekte nach einigen Wochen einstellen, dass Abschweifen normal ist und man auch die aufsteigenden Gedanken und Gefühle achtsam und wertfrei betrachten sollte. Die Patientin nimmt dabei eine angenehme Haltung im Liegen oder auf einem bequemen Stuhl (beide Beine auf dem Boden, Rücken an der Lehne) ein. Die Übungen können anfangs für 2, dann für 5 und schließlich für 10 oder 20 Minuten am Tag durchgeführt werden. Idealerweise stellt die Patientin sich einen Wecker, damit sie während des Atmens nicht auf die Zeit achten muss. Achten Sie darauf, dass die Patientin in den Bauch atmet, die Bauchdecke sollte sich also heben und senken.

Die Übungen können in der Sitzung ausprobiert und in der Woche immer wieder durchgeführt werden, zuhause als Meditation, im Alltag (in der Bahn, im Büro, in der Warteschlange etc.), bei Schlafstörungen oder bei Angst und Anspannung. Ein Punkt auf der Hand oder ein Gegenstand als Anker erinnern im Alltag daran, achtsam zu atmen.

Atem beobachten

Bei der einfachsten der vier Übungen versucht die Patientin nicht auf den Atem einzuwirken, sondern beobachtet schlicht, wie ihre Atmung von selbst abläuft. Wie lange atmet sie ein und wie lange aus? Wo im

Körper spürt sie den Atem? Im Bauch? In der Brust? Im Rücken? Im Hals? Macht der Atem ein Geräusch?

Atem zählen
Die Patientin schließt die Augen, atmet bewusst in den Bauch ein und aus und zählt dabei immer wieder bis zehn. Einatmen *eins*, ausatmen *zwei*, einatmen *drei*, ausatmen *vier* etc. Besprechen Sie mit der Patientin, dass sie sehr wahrscheinlich während des Zählens abdriften wird und über die zehn hinauszählt oder aufhört zu zählen. Sobald sie dies bemerkt, kehrt sie ohne weiteres Bewerten zum Atem zurück und beginnt erneut, bei eins zu zählen.

Hand auflegen
Die Patientin nimmt im Sitzen eine angenehme Haltung (mit beiden Beinen auf dem Boden und dem Rücken an der Lehne) ein. Nun legt sie eine Hand auf irgendeine Stelle ihres Oberkörpers und atmet bewusst dorthin, wo die Hand aufliegt. Sie konzentriert sich darauf, wie sich Hand und Atem treffen, wie sich der Körper mit dem einströmenden Atem unter der Hand hebt und mit dem ausströmenden Atem wieder senkt. Nach einiger Zeit kann sie die Hand an eine andere Stelle legen und den Vorgang wiederholen. Mögliche Stellen sind z. B. das Brustbein, der Bauchnabel, die Rippen, die Hüften oder der untere Rücken. Auch hier kann die Dauer langsam gesteigert werden und Abdriften wird mit achtsamer und wertungsfreier Rückkehr zur Atmung begegnet.

Lange ausatmen
Bei Stress und Angst atmen wir häufig viel ein und wenig aus. Dadurch entsteht ein Engegefühl in der Brust, das bei einer Panikattacke fälschlicherweise als Ersticken gedeutet wird. Diesem Vorgang kann die Patientin entgegenwirken, wenn sie länger aus- als einatmet. Je nach Kapazität und Training sollte die Dauer angepasst werden. So kann sie z. B. beim Einatmen bis vier und beim Ausatmen bis sechs zählen. Hat

sie alle Luft ausgeatmet, kann sie den Moment zwischen Ein- und Ausatmen genießen, in dem sie nichts tun muss, bis der Atemreflex von selbst einsetzt.

3.8.4 Dissoziation verhindern und unterbrechen

Indikationen: Abdriften unter Anspannung und bei traumatischen Inhalten; Derealisation; Depersonalisation

Ziele: Dissoziation verhindern und unterbrechen

Wirkmechanismus: Sensorische Reize nutzen, um dissoziative Prozesse zu unterbrechen

Benötigt: Flipchart oder Stift und Papier

Hilfreich vor/nach/mit: Dysfunktionales emotionsmotiviertes Verhalten erkennen und ändern (Kap. 3.3.3); Alte Gefühle im Hier und Jetzt verändern (Kap. 3.3.4); Überwältigende Gefühle regulieren (Kap. 3.3.2); Verhaltensanalyse (Kap. 3.5.1); Sicherer Ort und Wohlfühlraum (Kap. 3.6.1); Begegnung mit Verstorbenen und Verschollenen (Kap. 3.6.3); Achtsamkeit und Atem (Kap. 3.8.3)

Dissoziation beschreibt das Auseinanderfallen verschiedener psychischer Funktionen, wie z. B. Aufmerksamkeit, Gedächtnis, Bewusstsein und Motorik, die normalerweise miteinander assoziiert sind, also sich gegenseitig beeinflussen. Dissoziative Phänomene liegen auf einem Kontinuum, das von Tagträumen und Grübeln bis hin zu stundenlanger völliger Abwesenheit ohne Zeitwahrnehmung und Erinnerung oder neurologischen Störungen wie Krämpfen und Blindheit reicht.

Den dissoziativen Störungen ist im ICD-10 ein eigenes Unterkapitel (F44) gewidmet. Die darin enthaltenen Störungen sind heterogen und reichen von Amnesie über Stupor und Krampfanfällen bis zur multiplen Persönlichkeitsstörung (besser im DSM 5: dissoziative Identitätsstörung). In diesem Kapitel geht es weniger um die Behandlung dieser komplexen Störungsbilder als um Dissoziation, die sekundär auftritt im Rahmen von Angst, Trauma und Anspannung (z. B. bei der Borderline-Persönlichkeitsstörung). Komplexe dissoziative Störungen bedürfen einer intensiven und störungsspezifischen Therapie.

Üblicherweise gibt es für dissoziative Zustände individuelle innere oder äußere Trigger in Form von Bildern, sozialen Situationen, sensorischen Wahrnehmungen, Körperempfindungen, Emotionen und Gedanken. Dissoziation ist also als Schutz vor diesen bedrohlichen Reizen zu verstehen, verhindert jedoch Lernen, das bewusste Steuern und Wahrnehmen von Veränderungen und den Aufbau von funktionaler Emotionsregulation. Zudem erhöht wiederholte und lange Dissoziation die Bereitschaft des Gehirns, unter Stress wieder zu dissoziieren. Es ist daher äußerst wichtig, Dissoziation in der Therapie und im Alltag zu verhindern oder früh zu unterbrechen und den Patienten (falls nötig nach einer Phase der Stabilisierung mit sicherem Ort unter Kap. 3.6.1 und Skills unter Kap. 3.3.2) den vermiedenen Triggern zu exponieren.

Auslöser und Art der Dissoziation verstehen

- Erforschen Sie mit dem Patienten das individuelle Dissoziationserleben. Was sind die inneren und äußeren Trigger? Woran merkt er, dass er abzudriften beginnt? Wie lange dauert es vom Trigger bis zur Dissoziation? Wie lange bleibt er üblicherweise in der Dissoziation? Gibt es biografische Hinweise auf Trigger? Seit wann kennt er das Dissoziieren bei sich? Eine Verhaltensanalyse (Kap. 3.5.1) kann hier hilfreich sein.
- Wenn der Patient diese Fragen noch nicht gut beantworten kann, gilt es, die Umstände der Dissoziation systematisch zu erkunden. Dies gelingt am besten mit Protokollen, in denen Dissoziationen im Wochenverlauf festgehalten werden. Diese Protokolle können in der

Stunde vorbereitet werden. Sammeln Sie am Flipchart folgende Informationen über vergangene dissoziative Episoden, auf die der Patient dann zwischen den Sitzungen achten soll:

- *Situation vor der Dissoziation:* Gefühle, Gedanken, Verhalten, imaginierte Bilder, andere Personen, bestimmte Situationen
- *Begünstigende Faktoren:* Müdigkeit, Hunger oder Durst, somatische Krankheit, Zeitdruck, Stress
- *Erste Anzeichen der Dissoziation:* Depersonalisation, Derealisation, veränderte Zeitwahrnehmung, sensorische Veränderungen
- *Dauer und Stärke der Dissoziation:* Bestehen Erinnerungen? Konnte er sich selbst wieder rausholen? Wie viel Zeit ist vergangen?

Dissoziation verhindern

- Besprechen Sie mit dem Patienten, was er bisher getan hat, um das Abdriften zu verhindern. Hat er es überhaupt bemerkt?
- Identifizieren Sie auf Basis der oben beschriebenen Protokolle die wichtigsten Trigger und Frühwarnzeichen.
- Dissoziation lässt sich anfangs am besten durch sensorische Reize verhindern. Später können auch kognitive (Kap. 3.4) und emotionsregulierende Techniken (Kap. 3.3.3) eingesetzt werden, um auslösende Situationen neu oder gar nicht zu bewerten und unangenehme Gefühle zu tolerieren. Erarbeiten Sie mit dem Patienten mögliche Skills (Kap. 3.3.2), die starke sensorische Reize bei einer beginnenden Dissoziation setzen. So kann es für den Patienten hilfreich sein, immer ein Fläschchen Ammoniak oder einen Igelball dabei zu haben.
- Üben Sie mit dem Patienten Achtsamkeit (Kap. 3.8.3), um im Alltag die Dissoziation besser wahrnehmen zu können. Ein Punkt auf der Hand oder ein Gegenstand als Anker können hierbei als Erinnerung im Alltag helfen.
- Besprechen Sie mit dem Patienten, dass er zwischen den Sitzungen die Skills in den identifizierten Triggersituationen einsetzen soll, sobald er ein Abdriften wahrnimmt. Evaluieren Sie in der nächsten Sit-

zung, wie sich die Skills bewährt haben und ob eine Anpassung nötig ist. Wichtig ist klarzustellen, dass es ein bisschen dauern wird, bis die Skills eingeübt sind und wirken.
- Sind keine Skills zur Hand, kann die 5-4-3-2-1-Übung helfen. Hierbei richtet der Patient seine Achtsamkeit auf sensorische Inputs, um die Dissoziation zu verhindern. Er sagt sich dazu laut oder leise fünf Dinge vor, die er sieht, hört, spürt, schmeckt und riecht. Dann vier, dann drei, dann zwei und schließlich eins. Dabei können immer wieder dieselben Wahrnehmungen genannt werden.

Dissoziation in der Sitzung unterbrechen
- Fragen Sie unbedingt, was Sie tun dürfen, wenn Sie beobachten, dass der Patient abdriftet und es nicht schafft, selbst herauszukommen. Vor allem: Dürfen Sie ihn anfassen? Verdeutlichen Sie noch einmal, dass es wichtig ist, Dissoziation so schnell wie möglich zu unterbrechen.
- Wieder geht es darum, körperliche Reize zu setzen. Versuchen Sie in dieser Reihenfolge: (laut) mit Namen ansprechen, Ammoniak oder andere olfaktorische Reize, laut Klatschen, an Bein oder Arm schütteln, Schmerzpunkte unter dem Ohrläppchen am Kiefergelenk, am Gelenk zwischen Daumen und Zeigefinger oder unter dem Schlüsselbein drücken (am besten einmal vorher bei sich selbst ausprobieren).

3.9 Ressourcen

3.9.1 Werte und Ressourcen entdecken und aktualisieren

Indikationen: Unklarheit über Werte; Handeln gegen die eigenen Werte

Ziele: Klarheit über eigene Werte erlangen; Ideen für werteorientierte Verhaltensweisen finden

Wirkmechanismus: Bewusstes Auseinandersetzen mit Werten und werteorientiertem Handeln

Hierauf achten: Zwischen persönlichen Werten und gesellschaftlichen Wertvorstellungen unterscheiden

Benötigt: Karten mit Werte- und Ressourcenbereichen; Flipchart oder Stift und Papier

Hilfreich vor/nach/mit: Akzeptanz und Bereitschaft (Kap. 3.1.1); Die Lebenslinie legen (Kap. 3.2.2); Familienmotto (Kap. 3.2.4); Dysfunktionales emotionsmotiviertes Verhalten erkennen und ändern (Kap. 3.3.3); Radikale Akzeptanz (Kap. 3.4.4); Verhaltensanalyse (Kap. 3.5.1); Exposition (Kap. 3.5.2); Selbstverstärkung (Kap. 3.5.3); Verhaltensaufbau und Verstärkerbilanz (Kap. 3.5.4); Rollenspiel (Kap. 3.7.4); Sitze ich gut (im Leben)? (Kap. 3.9.3)

In der Akzeptanz- und Committmenttherapie (ACT) werden Werte beschrieben als selbstgewählte und verbal konstruierte Konsequenzen, an denen wir unser Verhalten ausrichten (Hayes et al. 1999). Werte liegen also innerhalb unserer Kontrolle und sind stark von unseren Gedanken und Äußerungen beeinflusst. Im Sinne der operanten Konditionierung können Werte verstärkend oder bestrafend wirken, je nachdem, ob wir nach oder gegen unsere Werte handeln (Kap. 3.5.3). Sie leiten jedoch auch langfristig unser Handeln; wie einen Leuchtturm können wir sie am Horizont sehen – nur der Weg ist manchmal verborgen. Werte und Ziele unterscheiden sich darin, dass Werte nicht erreicht werden können, sondern immer wieder die Basis für unsere Entscheidungen auf dem Weg zu bestimmten Zielen darstellen. Wer den Wert hat, ein guter Vater zu sein, setzt sich vielleicht das Ziel, jeden Abend nach der Arbeit noch eine Stunde mit seinen Kindern zu spielen.

Problematisch kann es werden, wenn Werte fehlen oder unklar sind. In dieser Situation richten wir unser Verhalten an externen Kriterien oder der Gefühlsvermeidung aus. Im transdiagnostischen Störungsmodell der ACT stellt dies einen der sechs pathogenen Faktoren dar. Gleichzeitig verhindert Unklarheit über die eigenen Werte den Zugang zu Ressourcen. Ohne klare Vorstellungen von gesunden Beziehungen, lohnenswerten Aktivitäten und dem guten Umgang mit uns selbst ist es schwer, aus diesen Lebensbereichen Kraft zu schöpfen.

Die Übung soll helfen, Klarheit über eigene Werte zu erlangen oder vergessene Werte wiederzuentdecken, sie stellt somit die Basis für werteorientiertes Handeln dar (Exposition unter Kap. 3.5.2, Alternatives Handeln in der Verhaltensanalyse unter Kap. 3.5.1).

Ablauf

1. Bereiten Sie die Wertekarten vor, indem Sie folgende Bereiche auf Karteikarten oder Ähnlichem schreiben: Religion oder Spiritualität, Geld, Genuss, soziales/gesellschaftliches Engagement, Wohnen, Karriere, Partnerschaft, Sexualität, Familie, persönliche Entwicklung, Freundschaft, Sport und Aktivität, Gesundheit, Hobbies, Musik, Natur und Tiere, Kunst und Kultur. Lassen Sie etwas weg, wenn es zu viel ist, oder fügen Sie etwas hinzu, wenn es fehlt. Es empfiehlt sich auch, einige leere Karten zur Hand zu haben, falls dem Patienten noch etwas Wichtiges einfällt.
2. Klären Sie mit dem Patienten seinen Wunsch an die Übung. Geht es darum, verlorengegangene Werte wiederzuentdecken oder neue Werte zu finden?
3. Geben Sie dem Patienten die vorbereiteten Wertekarten in die Hand, und laden Sie ihn ein, sich hinzustellen und die Wertekarten vor sich auszulegen. In der Reihe oder dem Kreis direkt vor sich legt er die wichtigsten Aspekte seines Lebens aus. Die nächsten Reihen folgen

nun in absteigender Wichtigkeit – die Herzensangelegenheiten liegen also am nächsten zum Patienten.

4. Ist der Patient fertig, bitten Sie ihn, sich alles noch einmal anzusehen. Passt das so? Muss noch etwas verändert werden?
5. Je nachdem, wie viel Zeit zur Verfügung ist und worauf der Fokus der Arbeit liegt, können Sie nun die einzelnen Lebensbereiche besprechen. Es ist empfehlenswert, sich auf die Wichtigsten zu beschränken und mehr in die Tiefe zu gehen. Sammeln Sie am Flipchart zu jedem Lebensbereich folgende Aspekte. Was ist mir an diesem Bereich so wichtig? Welche Werte habe ich in diesem Lebensbereich? Hier ist es wichtig, klar zwischen gesellschaftlichen Moralvorstellungen und persönlichen Werten zu unterscheiden.
6. Besprechen Sie gemeinsam folgende Fragen: Widme ich mich diesem Bereich mit der entsprechenden Ausführlichkeit und Ruhe? Was könnte ich konkret tun, um mich in diesem Bereich seiner Wichtigkeit und meinen Werten entsprechend zu verhalten? Dieser Teil der Übung kann durch einen Griff in die hypnotherapeutische Trickkiste in Bewegung gebracht werden. Bitten Sie den Patienten, sich auf das Kärtchen eines Lebensbereichs zu stellen, der ihm wichtig ist, für den er jedoch wenig zu seinen Werten und werteorientiertem Handeln sagen kann. Angenommen, der Patient stellt sich auf die Karte Sexualität. Fragen Sie nun: *Was würde Ihre Sexualität Ihnen sagen, wenn Sie sprechen könnte? Wie geht es der?* Kommt dann nichts, können Sie mit Ihrem Wissen über den Patienten etwas suggestiv werden. *Sagt die vielleicht so etwas wie: Hallo! Ich fühle mich ganz vernachlässigt! Beschäftige dich mit mir!*
7. Die Übung war erfolgreich, wenn der Patient in ein oder zwei Bereichen mehr Klarheit über seine Werte erlangt und konkrete Ideen entwickelt, wie er sich in den folgenden Tagen diesen Werten gemäß verhalten kann. An dieser Stelle kann es nötig werden, über mögliche unangenehme Gefühle, Schuld und Scham zu sprechen. Wenn der Patient bisher gehindert wurde, sich nach seinen Werten zu verhalten, gibt es dafür vielleicht eine Erklärung in der Biografie

(Übertragungshypothesen unter Kap. 3.2.3, Familienmotto unter Kap. 3.2.4). Die Interventionen zur Selbstverstärkung (Kap. 3.5.3) und Exposition (Kap. 3.5.2) können hier ebenfalls hilfreich sein.

3.9.2 Unkonditionaler Selbstwert

Indikationen: Selbstwertprobleme; vermeintlich unverzeihbare Fehler in der Vergangenheit

Ziele: Anfangen, den Weg der bedingungslosen positiven Selbstbetrachtung zu gehen

Wirkmechanismus: Trennen des Wertes eines Menschen von seinen Handlungen und Eigenschaften

Benötigt: Flipchart

Hilfreich vor/nach/mit: Übertragungshypothesen (Kap. 3.2.3); Überwältigende Gefühle regulieren (Kap. 3.3.2); Glaubenssätze (Kap. 3.4.1); Spaltentechnik: automatische Gedanken (Kap. 3.4.2); Das konstruierte Selbst (Kap. 3.4.3); Exposition (Kap. 3.5.2); Selbstverstärkung (Kap. 3.5.3); Die eigene Geschichte wichtig nehmen (Kap. 3.6.1); Grenzen ziehen (Kap. 3.7.3); Eigenlob duftet (Kap. 3.9.4)

Üblicherweise wird der Selbstwert (also wie man sich selbst bewertet) als abhängig von verschiedenen Faktoren beschrieben. Laut Branden (2010) ruht der Selbstwert auf den Säulen des bewussten Lebens, der Selbstannahme, des eigenverantwortlichen Lebens, des selbstsicheren Behauptens der eigenen Person, des zielgerichteten Lebens und der persönlichen Integrität. Potreck-Rose und Jacob (2016) sehen den Selbstwert als Funktion von Selbstakzeptanz, Selbstvertrauen, sozialer Kompetenz und sozialem Netz. Diese Modelle implizieren, dass der Selbstwert noch aufrechterhalten werden kann, wenn manche Säulen wegbrechen. In der Therapie sollen dann die eingestürzten Säulen wieder aufgerichtet werden. Ein Nachteil dieser konditionalen Modelle ist, dass der Selbstwert immer angreifbar und verwundbar ist. Die Stärke der Säulen ist über die Lebensspanne natürlichen Schwankungen unterlegen. Rogers (1972) löst dieses Problem durch die bedingungslose positive Wertschätzung, also der unkonditionalen Annahme seiner Klienten, egal was sie tun oder sagen.

Die Übung vermittelt ein Modell des bedingungslosen Selbstwerts und schickt die Patientin auf den Weg der bedingungslosen positiven Wertschätzung für sich selbst.

Ablauf

1. Zeichnen Sie das konditionale Selbstwertmodell aus Abbildung 3 an den Flipchart.

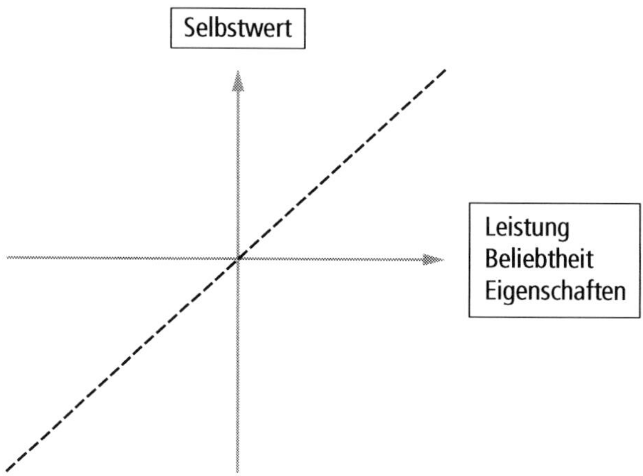

Abb. 3 Modell des konditionales Selbstwerts

2. Besprechen Sie mit der Patientin, dass man den Selbstwert als abhängig von unserer Leistung (Arbeit, Familie, Partnerschaft, Hob-

bies, Sport), unserer Beliebtheit (Familie, Freunde, Kollegen, Nachbarn) und bestimmten Eigenschaften (erfolgreich, wohlhabend, gutaussehend, sportlich, lustig etc.) betrachten kann. In Abbildung 3 ist diese Idee vereinfacht als lineare Assoziation dargestellt. Je höher die Werte für Leistung, Beliebtheit und Eigenschaften, desto höher der Selbstwert.

3. Wägen Sie miteinander die Vorteile des Selbstwerts und die Nachteile ab: Man kann etwas tun, um den Selbstwert zu erhöhen, er motiviert zu Leistung und Selbstoptimierung. Aber der Selbstwert ist auch verwundbar und manche Dinge kann man nicht beeinflussen.
4. Betonen Sie, dass Leistung, Beliebtheit und Eigenschaften unweigerlich variieren über die Lebensspanne und es immer Zeiten geben wird, in denen man weniger erfolgreich ist, Freundschaften und Beziehungen enden und man bestimmte Eigenschaften verliert. Das konditionale Selbstwertmodell sagt also einen niedrigen Selbstwert in der Zukunft voraus.
5. Zeichnen Sie das Modell des unkonditionalen Selbstwerts aus Abbildung 4 an den Flipchart.

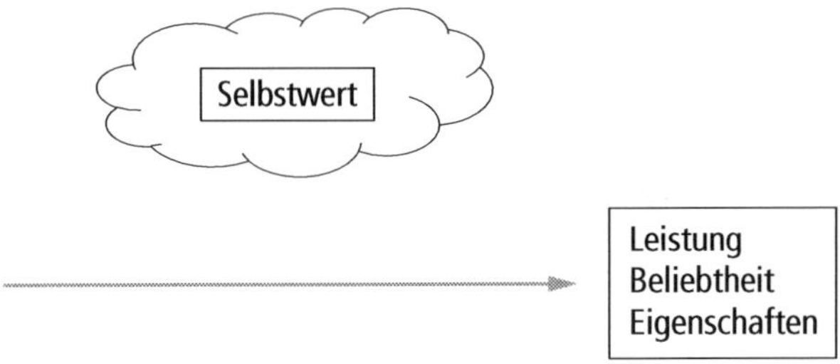

Abb. 4 Modell des unkonditionalen Selbstwerts

6. Besprechen Sie mit der Patientin, dass man den Selbstwert auch als komplett unabhängig von Leistung, Beliebtheit und bestimmten Eigenschaften betrachten kann. Während diese Faktoren unweigerlich variieren, schwebt der Selbstwert wie eine Wolke über diesen Dingen.

7. Wägen Sie gemeinsam die Vorteile und Nachteile dieses Modells ab. Der Vorteil wäre, dass man immer wertvoll wäre, was einem in schwierigen Lebenslagen hilft. Bei den Nachteilen äußert die Patientin möglicherweise Bedenken, dass ein unkonditionaler Selbstwert Faulheit und Interessenlosigkeit mit sich bringen könnte. Man müsste ja nichts mehr tun, wenn man sich immer gut fühlt. Wenn die Patientin den Einwand nicht äußert, bringen *Sie* ihn, um Spannung aufzubauen. Denn hier ist der Knackpunkt der Intervention.
8. Verdeutlichen Sie, dass wir bei einem unkonditionalen Selbstwert andere Motive unseren Handlungen zugrunde legen können. Wir müssen uns nicht mehr mit vielen Leuten umgeben, um uns geliebt zu fühlen, also um unsere Gefühle zu regulieren. Vielmehr umgeben wir uns mit den Menschen, an denen wir wirklich Interesse haben, und können ihnen somit viel offener entgegentreten. Ebenso verhält es sich mit der Leistung (Ich arbeite viel, weil es mir Spaß macht und ich es frei wähle) und den Eigenschaften (Ich mache Sport, weil ich Lust darauf habe). Der unkonditionale Selbstwert gibt mir also die Möglichkeit zu wählen, ob ich etwas tun möchte oder nicht.
9. Ein häufiger Einwand von Patientinnenseite ist, dass man dann ja jeden Menschen gut finden müsste, egal was er getan habe. Hier können Sie ein Konzept aus der Behandlung mit Sexualstraftätern einführen. Es gilt zu trennen zwischen dem Wert eines Menschen und der Bewertung seiner Taten. So verurteilen Sie die Taten eines Vergewaltigers oder Mörders auf das Schärfste, Sie richten aber nicht über seinen Wert als Menschen auf diesem Planeten, der mit 108 000 km/h um einen gigantischen Feuerball kreist. Wenn wir diesen Blick auf uns Selbst üben und so auch unseren Selbstwert von Fehlern in der Vergangenheit trennen können, ist viel gewonnen
10. Verdeutlichen Sie, dass der unkonditionale Selbstwert nichts ist, was mit einem Fingerschnipsen zu erreichen ist, sondern ein Weg, den man sich entschließt zu gehen und der jeden Tag in den kleins-

ten Situationen geübt werden kann. Dies können Sie in der Sitzung vorbereiten, in dem Sie selbstabwertende Sätze der Patientin sammeln und durch einen Zusatz ergänzen. Zum Beispiel wird aus *Ich bin hässlich* der Satz *Und wenn ich mich hässlich finde, liebe, mag und akzeptiere ich mich so, wie ich bin.* Wichtig ist, dass der Satz mit *und* beginnt und nicht mit *obwohl* oder *trotzdem*. Die Äußerungen werden also nebeneinandergestellt: *Ich finde mich hässlich* und *ich akzeptiere mich so wie ich bin.* Dieser Teil lässt sich mit der Spiegelübung (Kap. 3.9.4) kombinieren.

3.9.3 Sitze ich gut (im Leben)? Möglichkeiten für kleine Veränderungen wahrnehmen

Indikationen: Gefühl, im Alltag festgefahren zu sein oder zu viele Baustellen zu haben

Ziele: Ideen entwickeln, welche kleinen Verbesserungen sofort möglich sind

Wirkmechanismus: Zugang zu alltäglichen Problemen über den Körper mobilisiert neue Ideen

Hilfreich vor/nach/mit: Für und Wider einer Therapie abwägen (Kap. 3.1.2); Metaphern für den therapeutischen Prozess (Kap. 3.1.3); Verhaltensaufbau und Verstärkerbilanz (Kap. 3.5.4); Der weise Narr (Kap. 3.6.4); Grenzen ziehen (Kap. 3.7.3); Werte und Ressourcen (Kap. 3.9.1)

Die folgende Intervention ist eine Art Luxusintervention, da sie nicht auf die großen Probleme abzielt, sondern im stressigen Alltag nach kleinen Schräubchen zum Nachstellen sucht. Dies können umständliche Prozesse oder die fehlende Mittagspause im Beruf sein, ein anstrengender Familienalltag, in dem wenig Raum für angenehme Zeit miteinander bleibt, ungesundes Essen oder zu wenig Sport. Eigentlich sind uns diese Dinge bewusst, wir gehen aber viel zu oft über sie hinweg, weil ja noch dies und das erledigt werden muss. Unsere Sitzhaltung ist dafür eine gute Analogie. Irgendwie merken wir schon, dass wir krumm sitzen und es zwickt und wir uns verspannen. Aber der Bildschirm, das Handy, der Kollege am Telefon oder die Kinder am Tisch lenken uns ab – und so verharren wir in dieser unbequemen und wohlbekannten Position. Diese Intervention soll die Patientin darauf aufmerksam machen und kleine Ideen für Veränderungen anregen.

Ablauf

1. Identifizieren Sie mit der Patientin die Situation. Fühlt sie sich festgefahren, so als könnte sie weder vor noch zurück? Gibt es so viele Baustellen, dass sie gar nicht weiß, wo sie anfangen soll? Spürt sie das Bedürfnis, etwas zu verändern?
2. Bitten Sie die Patientin, so wie sie gerade sitzt, die Augen zu schließen und sich zunächst nicht weiter zu bewegen.
3. Leiten Sie sie an, ihre Aufmerksamkeit auf den Körper zu lenken. *Spüren Sie einmal in ihren* Körper hinein. So wie Sie gerade sitzen … *Wie fühlen sich die Füße an … die Beine … das Gesäß … der Rücken … die Arme … der Kopf … Spüren, wo es sich angenehm anfühlt … und spüren Sie, wo im Körper Sie etwas verändern möchten. Nehmen Sie Ihren Impuls, sich zu bewegen, wahr und tun noch nichts.*
4. Leiten Sie die erste Veränderung an. *Verändern Sie nun Ihre Körperhaltung, sodass Sie bequem sitzen.*
5. Leiten Sie wieder die Aufmerksamkeit auf den Körper und auf kleine Möglichkeiten zur Verbesserung der Haltung. *Spüren Sie noch einmal in Ihren Körper hinein. Wie fühlen sich die Füße an … die Beine … das Gesäß … der Rücken … die Arme … der Kopf … Spüren, wo es sich angenehm anfühlt … und spüren Sie, wo im Körper Sie etwas verändern möchten … Vielleicht gibt es noch eine kleine Stelle, an*

der Sie sich bewegen möchten … sich kratzen … Nehmen Sie Ihren Impuls, sich zu bewegen, wahr, und tun Sie noch nichts.

6. Leiten Sie die zweite Veränderung an. *Folgen Sie nun Ihrem Impuls, und nehmen Sie die kleinen Änderungen vor, sodass Sie bequem sitzen.*
7. Holen Sie die Patientin zurück. *Spüren Sie noch einmal in Ihren Körper hinein … wie angenehm Sie nun sitzen und wie gut die Veränderungen geholfen haben … Vielleicht können Sie sich dieses Gefühl der Veränderung mitnehmen … Öffnen Sie nun in Ihrem Tempo die Augen.*
8. Besprechen Sie mit der Patientin, wie es ihr mit der Übung ging. Ist es ihr leichtgefallen, die Möglichkeiten zur Veränderung zu spüren? Gab es Unterschiede zwischen dem ersten und dem zweiten Durchgang? Hat Sie die Bewegungsimpulse als natürlich und von ihrem Körper ausgehend wahrgenommen?
9. Besprechen Sie, wie die Patientin ihre Erfahrung in den Alltag übertragen kann. Wie könnten kleine Veränderungen aussehen? Welche Ideen kommen ihr, wenn sie innerlich einen Schritt zurücktritt und die Situation beobachtet wie vorhin ihren Körper? Gibt es eine Idee, die ganz natürlich, ganz von innen kommt? Was davon kann sie schon in den nächsten Tagen umsetzen?

3.9.4 Eigenlob duftet: sich selbst in die Augen sehen und ja sagen

Indikationen: Glaubenssätze, die die eigene Leistung abwerten und die verbieten, sich selbst zu loben und gut zu finden

Ziele: Sich selbst in die Augen sehen und Eigenlob annehmen

Wirkmechanismus: Den Glaubenssätzen entgegengesetzt handeln; damit verbundene Gefühle aktivieren

Hierauf achten: Fokus auf einen Glaubenssatz

Benötigt: Eventuell Spiegel

Hilfreich vor/nach/mit: Übertragungshypothesen (Kap. 3.2.3); Glaubenssätze (Kap. 3.4.1); Spaltentechnik: automatische Gedanken (Kap. 3.4.2); Das konstruierte Selbst (Kap. 3.4.3); Exposition (Kap. 3.5.2); Selbstverstärkung (Kap. 3.5.3); Die eigene Geschichte wichtig nehmen (Kap. 3.6.1); Grenzen ziehen (Kap. 3.7.3); Unkonditionaler Selbstwert (Kap. 3.9.2)

Wir haben häufig die Tendenz, eigene Leistungen und Erfolge darzustellen, als seien sie zufällig entstanden (z. B. *Ich weiß auch nicht, wie ich das geschafft habe*), durch äußere Umstände bedingt (z. B. *Ich hatte aber wirklich Glück, dass die Prüfung so leicht war*) oder als sei das Geleistete nichts Besonderes (z. B. *Das hätte jeder geschafft*). Sprichwörter wie *Eigenlob stinkt* drücken eine weit verbreitete Haltung aus: Wer sich selbst lobt, tut etwas Unmoralisches, Verbotenes und Verabscheuungswürdiges. Kommen dazu noch Übertragungshypothesen (Kap. 3.2.3), Glaubenssätze (Kap. 3.4.1) und Familienmottos (Kap. 3.2.4), die ähnliche Botschaften enthalten, sind wir schnell einer wichtigen Verstärkerquelle beraubt. Bei manchen Menschen sitzt die Überzeugung, nichts gut zu machen und deswegen weniger wert als die anderen zu sein, sehr tief und ist mit starken Gefühlen wie Scham und Traurigkeit oder auch Wut und Selbstüberhöhung als sekundären Emotionen verbunden. Während kognitives Umstrukturieren helfen kann, hilfreichere und realistischere Selbsteinschätzungen zu erlangen, wird das darunterliegende Gefühl der Wertlosigkeit davon kaum berührt werden. Bittet der Therapeut den Patienten ihm in die Augen zu sehen, wenn er abwertend über sich selbst spricht, können diese Emotionen aktiviert werden.

Die Übung hat das Ziel, positive (und realistische) Selbstbewertungen einzuüben und mit den darunterliegenden Gefühlen von Scham, Wertlosigkeit und Traurigkeit zu verbinden. Der Blick in die eigenen Augen im Spiegel aktiviert diese Emotionen und verleiht den neuen Aussagen Tiefe.

Ablauf

1. Identifizieren Sie mit dem Patienten eine Situation aus der letzten Zeit, in der er eigentlich etwas geleistet hat (für sich selbst, Familie, Freundschaft, Arbeit, Therapie etc.) und Glaubenssätze über Wertlosigkeit oder ein Verbot des Eigenlobs aktiv wurde. Vielleicht haben Sie diese Sätze schon mittels der Übungen zu Familienmottos (Kap. 3.2.4), Übertragungshypothesen (Kap. 3.2.3) oder Glaubenssätzen (Kap. 3.4.1) herausgearbeitet.
2. Wägen Sie mit dem Patienten das Für und Wider solcher Sätze ab. Was für Vorteile hat es, sich nicht selbst zu loben (z. B. *Motiviert zu mehr Arbeit, man erscheint nicht arrogant*) und welche Nachteile (z. B. *Man ist nie am Ziel – fühlt sich schlecht an*).
3. Laden Sie den Patienten zu einem Gedankenexperiment ein. *Mal angenommen, Sie würden sich selbst ganz toll finden, und alles, was Sie gut machen, so richtig wertschätzen. Was könnten Sie dann zu sich selbst sagen in dieser Situation?* Eine Alternative ist, sich eine andere Person oder ein Kind vorzustellen. *Wenn Sie dann diesen Mann (bzw. diesen Jungen) sehen und feststellen, wie toll er das gemacht hat, was würden Sie zu ihm sagen?*
4. Bitten Sie den Patienten, sich vor den Spiegel zu stellen und sich einmal selbst in die Augen zu blicken. Geben Sie ihm etwas Zeit und fragen dann, wie sich das anfühlt. Wenn er den Blick abwendet, ermuntern Sie ihn, wieder Blickkontakt mit sich selbst aufzunehmen. Zunächst kann er sich selbst begrüßen mit einem einfachen *Hallo*. Vielleicht kommen hier schon Gefühle der Schuld und Traurigkeit sowie selbstabwertende Gedanken auf. Wichtig ist, dass der Patient es aushalten soll, sich selbst anzusehen. Patienten mit stark selbstabwertenden Schemata kann dies sehr schwerfallen.

5. Bitten Sie den Patienten, dem Mann im Spiegel in die Augen zu schauen und ihm zu sagen, was er über ihn denkt in Bezug auf die zuvor gewählte Situation. Dabei sollte er den Mann im Spiegel mit *Du* ansprechen. Spätestens jetzt kommen wahrscheinlich die darunterliegenden Emotionen zum Vorschein, oder Sie werden merken, dass der Patient stark kämpfen muss, um die Emotionen zurückzuhalten.
6. Bitten Sie den Patienten, sich an das Gedankenexperiment zu erinnern. Kann er diese Sätze auch zum Mann im Spiegel sagen (wieder mit *Du*), während er ihm in die Augen blickt? Bringt der Patient die Wörter nicht über die Lippen oder verstummt gar vollends, können Sie sich eines Tricks bedienen. Brechen Sie die Wörter in Silben oder einzelne Buchstaben runter und sagen diese dem Patienten vor. Dadurch verlieren die Wörter etwas von ihrer Macht.
7. Die Übung ist schon erfolgreich, wenn der Patient es schafft, sich selbst in die Augen zu sehen und den damit verbundenen Affekt etwas spürt. Es lohnt sich, immer wieder den Blick in den Spiegel zu üben und zu lernen, sich selbst auszuhalten. In der Zeit zwischen den Stunden kann der Patient dies zuhause mit den vorbereiteten Sätzen üben. Ein Punkt auf der Hand oder ein Gegenstand als Anker helfen, sich im Alltag an die Sätze zu erinnern.

Literaturverzeichnis

Adler, A. (1920). *Praxis und Theorie der Individualpsychologie.* Wiesbaden: J.F. Bergmann.

Alvaro, P.K., Roberts, R.M. & Harris, J.K. (2013). A systematic review assessing bidirectionality between sleep disturbances, anxiety, and depression. *Sleep, 36*, 1059–1068.

American Psychiatric Association (2003). *Diagnostic and statistical manual of mental disorders – text revision DSM-IV-TR.* Washington, DC: American Psychiatric Association.

American Psychiatric Association (2013). *Diagnostic and statistical manual of mental disorders DSM-5®.* Washington, DC: American Psychiatric Association.

Baer, R.A. (2003). Mindfulness training as a clinical intervention: a conceptual and empirical review. *Clinical Psychology: Science and Practice, 10*, 125–143.

Bamelis, L.L.M., Evers, S.M.A.A., Spinhoven, P. & Arntz, A. (2014). Results of a multicenter randomized controlled trial of the clinical effectiveness of schema therapy for personality disorders. *American Journal of Psychiatry, 171*, 305–322.

Barlow, D.H., Farchione, T.J., Fairholme, C.P., Ellard, K.K., Boisseau, C.L., Allen, L.B. & Ehrenreich-May, J. (2011). *Unified protocol for the transdiagnostic treatment of emotional disorders.* Oxford: Oxford University Press.

Bastine, R. (2012). *Komorbidität: ein Anachronismus und eine Herausforderung für die Psychotherapie.* In: Die Zukunft der Psychotherapie: Wann ist endlich Schluss mit der Konkurrenz? (Hrsg. P. Fiedler). Heidelberg: Springer.

Beck, A.T. (1979). *Cognitive therapy and emotional disorders.* New York: International Universities Press.

Benca, R.M., Obermeyer, W.H., Thisted, R.A. & Gillin, C. (1992). Sleep and psychiatric disorders: a meta-analysis. *Archives of General Psychiatry, 49*, 651–668.

Berne, E. (1961). Die Transaktions-Analyse in der Psychotherapie: eine systematische Individual- und Sozialpsychiatrie. Paderborn: Junfermann.

Branden, N. (2010). Die 6 Säulen des Selbstwertgefühls: Erfolgreich und zufrieden durch ein starkes Selbst (10. Aufl.). München: Piper.

Carter, J.D., McIntosh, V.V., Jordan, J., Porter, R.J., Frampton, C.M. & Joyce, P.R. (2013). Psychotherapy for depression: a randomized clinical trial comparing schema therapy and cognitive behavior therapy. *Journal of Affective Disorders, 151*, 500–505.

Cooklin, A. (2006). *Children of parents with mental illness.* In: Children in Family Contexts (2. Aufl.) (Hrsg. L. Combrinck-Graham). New York: The Guilford Press.

Blankertz, S. & Doubrawa, E. (2005). *Lexikon der Gestalttherapie.* Wuppertal: Peter Hammer Verlag.

Bohus, M. & Wolf-Arehult, M. (2012). Interaktives Skillstraining für Borderline-Patienten – das Therapeutenmanual. Stuttgart: Schattauer Verlag.

Brüderl, L., Riessen, I. & Zens, C. (2015). *Therapietools Selbsterfahrung.* Weinheim: Beltz.

Cuthbert, B.N. & Insel, T.R. (2013). Toward the future of psychiatric diagnoses: the seven pillars of RDoC. *BMC Psychiatry, 11*, 216.

Ejeby, K., Savitskij, R., Öst, L.-G., Ekbom, A., Brandt, L., Ramnerö, J., Åsberg, M. & Backlund, L.G. (2014). Randomized controlled trial of transdiagnostic group treatments for primary care patients with common mental disorders. *Family Practice, 31*, 273–280.

Fairburn, C.G. (2012). *Kognitive Verhaltenstherapie und Essstörungen.* Stuttgart: Schattauer Verlag.

Fairburn, C.G., Cooper, Z. & Shafran, R. (2003). Cognitive behaviour therapy for eating disorders: a »transdiagnostic« theory and treatment. *Behaviour Research and Therapy, 41*, 509–528.

Farchione, T.J., Fairholme, C.P., Ellard, K.K., Boisseau, C.L., Thompson-Hollands, J., Carl, J.R. et al. (2013). Unified protocoll for transdiagnostic treatment of emotional disorders: a randomized controlled trial. *Behavior Therapy, 43*, 666–678.

Farrell, J.M., Shaw, I.A. & Webber, M.A. (2009). A schema-focused approach to group therapy for outpatients with borderline personality disorder: a randomized controlled trial. *Journal of Behavior Therapy and Experimental Psychiatry, 40*, 317–328.

Fiedler, P. (2003). Kritik (nicht nur) der Verhaltenstherapie aus der Sicht eines Verhaltenstherapeuten. *Psychotherapie in Psychiatrie, Psychotherapeutischer Medizin und Klinischer Psychologie, 7*, 258–271.

Figley, C. (2002). Compassion fatigue: psychotherapists' chronic lack of self-care. *Journal of Clinical Psychology, 58*, 1433 – 1441.

Fliegel, S. & Kämmerer, A. (Hrsg.) (2014). *Psychotherapeutische Schätze* I (8. Aufl.). Tübingen: dgvt Verlag.

Fliegel, S. & Kämmerer, A. (Hrsg.) (2015). *Psychotherapeutische Schätze* II (2. Aufl.). Tübingen: dgvt Verlag.

Grawe, K. (2004). *Neuropsychotherapie*. Göttingen: Hogrefe.

Giesen-Bloo, J., van Dyck, R., Spinhoven, P., van Tilburg, W., Dirksen, C., van Asselt, T. et al. (2006). Outpatient psychotherapy for Borderline Personality Disorder: randomized trial of schema-focused vs. transference-focused psychotherapy. *Archives of General Psychiatry, 63*, 649 – 658.

Gross, E., Stelzer, N. & Jacob, G. (2012). Treating OCD with the schema mode model. In: *The Wiley-Blackwell Handbook of Schema Therapy: Theory, Research and Practice* (Hrsg. Michiel van Vreeswijk, Jenny Broesen & Marjon Nadort). Hoboken: Wiley-Blackwell.

Hartmann, J., Lange, D. & Victor, D. (2015). Interpersonelle Diskriminationsübung. In: *Verhaltenstherapiemanual* (8. Aufl.) (Hrsg. Michael Linden & Martin Hautzinger). Heidelberg: Springer.

Harvey, A., Watkins, E., Mansell, W. & Shafran, R. (2004). *Cognitive behavioural processes across psychological disorders – a transdiagnostic approach to research and treatment*. Oxford: Oxford University Press.

Hautzinger, M. (2015a). Mikro-Verhaltensanalyse. In: *Verhaltenstherapiemanual* (8. Aufl.) (Hrsg. M. Linden & M. Hautzinger). Heidelberg: Springer.

Hautzinger, M. (2015b). Protokoll negativer Gedanken. In: *Verhaltenstherapiemanual* (8. Aufl.) (Hrsg. M. Linden & M. Hautzinger). Heidelberg: Springer.

Hautzinger, M. (2015c). Verhaltensübungen – Rollenspiel. In: *Verhaltenstherapiemanual* (8. Aufl.) (Hrsg. M. Linden & M. Hautzinger). Heidelberg: Springer.

Hawke, L. D. & Provencher, M. D. (2011). Schema theory and schema therapy in mood and anxiety disorders: a review. *Journal of Cognitive Psychotherapy: An International Quarterly, 25*, 257 – 276.

Hayes, S. C., Strosahl, K. D. & Wilson, K. G. (1999). *Acceptance and committment therapy: an experiential approach to behavior change*. New York: Guilford.

Hayes, S.C., Pistorello, J. & Levin, M.E. (2012). Acceptance and committment therapy as a unified model of behavior change. *The Counseling Psychologist*, *40*, 976–1002.

Hofmann, E. (2012). *Progressive Muskelentspannung – ein Trainingsprogramm*. Göttingen: Hogrefe.

Jacobi, F. Wittchen, H.-U., Hölting, C., Höfler, M., Pfister, H., Müller, N. & Lieb, R. (2004). Prevalence, co-morbidity and correlates of mental disorders in the general population: results from the German Health Interview and Examination Survey (GHS). *Psychological Medicine*, *34*, 1–15.

Kanfer, F.H. & Saslow, G. (1974). Verhaltenstheoretische Diagnostik. In: *Diagnostik in der Verhaltenstherapie* (Hrsg. D. Schulte). München: Urban & Schwarzenberg.

Keng, S.-L-., Smoski, M.J. & Robins, C.J. (2011). Effects of mindfulness on psychological health: a review of empirical studies. *Clinical Psychology Review*, *31*, 1041–1056.

Leiter, M.P. & Harvie, P.L. (1996). Burnout among mental health workers: a review and research agenda. *International Journal of Social Psychiatry*, *42*, 90–101.

Lewinsohn, P.M. (1974). A behavioral approach to depression. In: *The psychology of depression:* contemporary theory and research (Hrsg. R.J. Friedman & M.M. Katz). Oxford: Wiley & Sons.

Linden, M. & Hautzinger, M. (Hrsg.) (2015). *Verhaltenstherapiemanual* (8. Aufl.). Heidelberg: Springer.

Malogiannis, A.A., Arntz, A., Spyropoulo, A., Tsartsara, E., Aggeli, A., Karveli, S. et al. (2014). Schema therapy for patients with chronic depression: a single case study. *Journal of Behavior Therapy and Experimental Psychiatry*, *45*, 319–329.

Mansell, W., Harvey, A., Watkins, E.R. & Shafran, R. (2008). Cognitive behavioral processes across psychological disorders: a review of the utility of the transdiagnostic approach. *International Journal of Cognitive Therapy*, *1*, 181–191.

McCullough Jr., James P. (2000). *Treatment for Chronic Depression: Cognitive Behavioral Analysis System of Psychotherapy (CBASP)*. New York: Guilford Press

McCullough Jr., James P. (2012). *Therapeutische Beziehung und die Behandlung chronischer Depressionen: Cognitive Behavioral Analysis System of Psychotherapy (CBASP)*. Heidelberg: Springer.

McEvoy, P. M., Nathan, P. & Norton, P. J. (2009). Efficacy of transdiagnostic treatments: a review of published outcome studies and future research directions. *Journal of Cognitive Psychotherapy: An International Quarterly*, 23, 20–33.

Meinlschmidt, G. & Hellhammer, D. (2015). Aktivitätsaufbau. In: *Verhaltenstherapiemanual* (8. Aufl.) (Hrsg. M. Linden & M. Hautzinger). Heidelberg: Springer.

Norton, P. J. (2008). An open trial of a transdiagnostic cognitive-behavioral group therapy for anxiety disorders. *Behavior Therapy*, 39, 242–250.

Norton, P. J., Hayes, S. A. & Hope, D. A. (2004). Effects of a transdiagnostic group treatment for anxiety on secondary depression. *Depression and Anxiety*, *20*, 198–202.

Öst, L.-G. (2014). The efficacy of Acceptance and Committment Therapy: an updated systematic review and meta-analysis. *Behaviour Research and Therapy*, *61*, 105–121.

Perrez, M. & Baumann, U. (2005). Psychotherapie: Systematik und methodenübergreifende Faktoren. In: *Klinische Psychologie – Psychotherapie* (3. Aufl.) (Hrsg. M. Perrez & U. Baumann). Bern: Huber.

Potreck-Rose, F. & Jacob, G. (2016). *Selbstzuwendung, Selbstakzeptanz, Selbstvertrauen: Psychotherapeutische Interventionen zum Aufbau von Selbstwertgefühl* (10. Aufl.). Stuttgart: Klett-Cotta.

Reinecker, H. S. (2015). Selbstverstärkung. In: *Verhaltenstherapiemanual* (8. Aufl.) (Hrsg. M. Linden & M. Hautzinger). Heidelberg: Springer.

Rogers, C. (1972). *Die nicht-direktive Beratung.* München: Kindler.

Schlack, R., Hapke, U., Maske, U., Busch, M. A. & Cohrs, S. (2013). Häufigkeit und Verteilung von Schlafproblemen und Insomnien in der deutschen Erwachsenenbevölkerung: Ergebnisse der Studie zur Gesundheit Erwachsener in Deutschland (DEGS1). *Bundesgesundheitsblatt*, *56*, 740–748.

Seligman, M. E. P. (1975). *Helplessness: On depression, development, and death*. San Francisco: W. H. Freeman.

von Schlippe & Schweitzer (2017). *Systemische Interventionen* (3. Aufl.). Göttingen: Vandenhoeck & Rupprecht.

Schwegler, C. (2014). *Der hypnotherapeutische Werkzeugkasten* (2. Aufl.). Kaltenkirchen: Mad Man's Magic UG.

Simpson, S. G., Morrow, E., van Vreeswijk, W. & Reid, C. (2010). Group schema therapy for eating disorders: a pilot study. *Frontier in Psychology, 1*, Article 182, 1–10.

Sullivan, H.S. (1953). *The interpersonal theory of psychiatry.* New York: Norton.

Wampold, B.E. (2015). *The great psychotherapy debate* (2. Aufl.). New York: Routledge.

Wengenroth, M. (2012). *Therapietools Akzeptanz- und Committmenttherapie (ACT).* Weinheim: Beltz.

Wittchen, H.-U. & Jacobi, F. (14.06.2012). *Was sind die häufigsten psychischen Störungen in Deutschland?* DEGS-Symposium, Robert Koch-Institut Berlin. Download von http://sozialephobie.info/wp-content/uploads/2015/05/Was-sind-die-h%C3%A4ufigsten-psychischen-St%C3%B6rungen-in-Deutschland.pdf (Zugriff am 14. Juli 2018).

World Health Organization (1992). *International statistical classification of diseases and related health problems 9th revision.* Genf: World Health Organization.

Young, J.E., Klosko, J.S. & Weishaar, M.E. (2005). *Schematherapie. Ein praxisorientiertes Handbuch.* Paderborn: Junfermann.